Anita Bean
Peggy Wellington

Sporternährung für Frauen

Der Ratgeber
für die spezifischen Bedürfnisse
aktiver Sportlerinnen

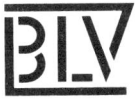

Die Deutsche Bibliothek – CIP-Einheitsaufnahme

Sporternährung für Frauen : der Ratgeber für die spezifischen
Bedürfnisse aktiver Sportlerinnen / Anita Bean ; Peggy
Wellington. [Übers. aus dem Engl.: Maria Andreas-Hoole]. –
München ; Wien ; Zürich : BLV, 1996
   Einheitssacht.: Sport nutrition for women <dt.>
   ISBN 3–405–14999–1
NE: Bean, Anita; Wellington, Peggy; Andreas-Hoole, Maria [Übers.];
   EST

BLV Verlagsgesellschaft mbH
München Wien Zürich
80797 München

Titel der englischen Originalausgabe:
Sports Nutrition for Women –
A practical guide for active women
© 1995 A & C Black (Publishers) Ltd.,
erschienen bei A & C Black (Publishers)
Limited, London/Großbritannien

Deutschsprachige Ausgabe:
© 1996 BLV Verlagsgesellschaft mbH, München

Übersetzung aus dem Englischen:
Maria Andreas-Hoole
Lektorat: Edith Ch. Kiel
Herstellung und Layout: Sylvia Hoffmann
Grafik: Computergraphik Jörg Mair
Einbandfoto: Tony Stone
Einbandgestaltung: Sander & Krause
Werbeagentur, München
Gesamtherstellung: Friedrich Pustet,
Regensburg

Printed in Germany · ISBN 3-405-14999-1

Inhalt

Vorwort

Die Schwimm-Weltmeisterin Karen Pickering (Weltmeisterschaft 1993 über 100 Meter, zwei Goldmedaillen in den Commonwealth-Meisterschaften 1994 und britische Rekordhalterin) ist sich bewußt, wie wichtig die Ernährung sowohl für die Leistung als auch für die Gesundheit ist:

»Ernährung ist ein entscheidender Teil meines Trainingsprogramms. Ich weiß, daß ich mit gesunden Eßgewohnheiten eine Basis für mein intensives Training schaffen muß, sonst kann ich nicht so hart trainieren und fühle mich ständig erschöpft! Ich lasse etwa alle vier Monate meine Diät überprüfen, um sicher zu sein, daß ich alles richtig mache.

Ich glaube, daß sich alle sportlich aktiven Frauen klar werden sollten, wie wichtig eine gesunde Ernährung ist. Dieses Buch ist einmalig, weil es über verbreitete Ernährungsprobleme aufklärt, die Sportlerin in die Lage versetzt, ihre eigenen Ernährungsgewohnheiten zu beurteilen, und über den neuesten Stand der Forschung im Frauensport informiert. Die praktischen Informationen sind äußerst wertvoll und leicht verständlich geschrieben. Dieses Buch wird den meisten Sportlerinnen einiges zu denken geben!«

Einführung
Frauen, Ernährung
und Sport

Dieses Buch geht alle Frauen an, die ernsthaft Sport treiben oder sich einfach nur fit und schön trainieren wollen. Es wird Ihnen eine unschätzbare Hilfe sein, denn es informiert Sie, welche besonderen Anforderungen regelmäßiger Sport an den weiblichen Körper und damit an Ihre Ernährung stellt, und bietet Einblick in mögliche Probleme, die Ihnen dabei begegnen könnten.

Eine gesunde Ernährung ist für Frauen wie für Männer ein grundlegender Bestandteil jeden Trainingsprogramms, aber darüber hinaus gibt es eine Reihe von Ernährungsthemen, die speziell Frauen betreffen, zum Beispiel Knochendichte, Eisenmangel, Amenorrhöe und Körperbild. Diese Punkte werden von Sporternährungsexperten umfassend behandelt. Aktive Frauen haben außerdem in der Wachstumsphase, der Schwangerschaft und im Alter einen besonderen Nährstoffbedarf. Für diese Zeiten haben wir praktisch umsetzbare Empfehlungen ausgearbeitet, die Ihnen helfen werden, Ihr Trainingsprogramm besser zu bewältigen.

Gewichtskontrolle, Körperfett und Probleme mit dem Abnehmen sind Themen, die bei vielen Frauen stark im Vordergrund stehen; Abnehmen oder Gewichtskontrolle ist sogar oft die Motivation, weshalb Frauen mit einer bestimmten Sportart oder einem Übungsprogramm beginnen. Ist das kurzfristige Ziel erreicht (zum Beispiel der Verlust von einigen Pfunden Übergewicht), stellt sich oft die Frage: Wie weit können Sie gehen? Bringt ein unterdurchschnittlicher Körperfettanteil Vorteile für die Gesundheit oder die sportliche Leistung? Damit beschäftigt sich Kapitel 6, das die Gefahren unzulänglicher Diäten und falschen Eßverhaltens unter die Lupe nimmt.

Es gibt Spekulationen, ob gewisse Sportarten, bei denen ein überschlanker Körper mit niedrigem Körperfettanteil besonders hoch im Kurs steht, nicht gerade solche Frauen anzieht, die bereits eine Tendenz zu Eßstörungen wie Anorexie oder Bulimie haben. Ästhetische Aspekte sind für viele Frauen wichtiger als Gesundheit und Leistung geworden, mit dem Ergebnis, daß

Störungen im Eßverhalten heute sehr häufig geworden sind. Das hat für den weiblichen Körper gravierende gesundheitliche Folgen, vor allem ein erhöhtes Risiko von Amenorrhöe, Knochensubstanzverlust und verringerter Fruchtbarkeit. Im Kapitel 8 werden diese Gefahren erläutert und konkrete Ratschläge gegeben, wie man die Symptome erkennt und behandelt.

Jedes Kapitel wird von einem Experten auf dem jeweiligen Spezialgebiet vorgestellt und gibt den gegenwärtigen Konsens der Forschung wieder. Wissenschaftliche Erkenntnisse wurden in praktische Tips und Empfehlungen umgesetzt, so daß Sie in der Lage sind, die Informationen für Ihr persönliches Trainingsprogramm auch wirklich zu nutzen. Jeder Abschnitt schließt mit einer Zusammenfassung, Tips für die Praxis und Hinweisen für weitere Lektüre.

Das Wichtigste: Sie sollen Ihren Sport *und* Ihr Essen genießen können! Ziel dieses Buch ist es, Ihnen beides zu ermöglichen – bei bester Gesundheit.

1

Der Nährstoffbedarf sportlich aktiver Frauen

ANITA BEAN

Bei regelmäßigem Training hat der Körper einen zusätzlichen Nährstoffbedarf, da mehr Energie umgesetzt wird und der Stoffwechsel von Kohlenhydraten, Fetten und Proteinen sich ebenso verändert wie die Körperzusammensetzung. Eine gute Ernährung ist daher von höchster Wichtigkeit und kann Ihnen helfen, sowohl Ihren Gesundheitszustand zu verbessern als auch Ihre sportlichen Ziele rascher zu erreichen. Damit Sie maximale Leistungen erzielen und mehr aus Ihrem Trainingsprogramm herausholen können, müssen Sie Ihrem Körper das richtige Brennmaterial liefern und ihn mit allen notwendigen Nährstoffen versorgen. So können Sie Ihre Energie steigern, die Ermüdung hinauszögern, intensiver und länger trainieren und sich rascher erholen. Dieses Kapitel faßt den Bedarf an den wichtigsten Nährstoffen während sportlicher Aktivität zusammen; außerdem erhalten Sie Hinweise zum richtigen Verhältnis von Kohlenhydraten, Fett, Protein (Eiweiß), Vitaminen und Mineralstoffen in der Ernährung, abgestimmt auf Ihre spezielle Sportart.

Woher bekomme ich während des Trainings Energie?

Die Energie fürs Training kann aus Kohlenhydraten, Fett und Protein bezogen werden. In welchem Verhältnis, hängt von der Art, der Intensität und der Dauer der Bewegung ab, von Ihrer Kondition und von der Menge der Kohlenhydrate, die vor dem Training in Ihren Muskeln gespeichert ist.

Bei Kurzzeit-Spitzenbelastung (zum Beispiel Sprinten, Gewichtheben, Kicken, Schlagen, Weit- und Hochsprung) werden zur Energiegewinnung ausschließlich Kohlenhydratreserven angezapft. Bei Ausdauerbelastung (Langstreckenlauf, Schwimmen über längere Distanzen) wird eine Mischung aus Kohlenhydraten und Fett verbrannt. Werden die Kohlenhydratvorräte knapp – zum Beispiel gegen Ende eines langen, harten Trainings oder Wettkampfs –, dann wird Protein in Aminosäuren aufgespalten und das Defizit damit gedeckt. Das kann bis zu 10 Prozent der Brennstoffmischung ausmachen.

Je intensiver das Training, desto größer der Anteil der verbrannten Kohlenhydrate und desto geringer der Fettanteil. Wenn Sie zum Beispiel mit einer Geschwindigkeit von 9 Kilometern pro Stunde laufen, bestehen 60 Prozent der Brennstoffmischung aus Kohlenhydraten; gehen Sie mit einer Geschwindigkeit von 6 Stundenkilometern, stammen etwa 40 Prozent des Brennstoffs von Kohlenhydraten, der Rest von Fett. Je länger eine Ausdauerbelastung dauert, desto mehr verringert sich der Anteil der Kohlenhydrate am Brennstoff, während der Anteil von Fett (und möglicherweise auch Protein) steigt. Kohlenhydrate spielen beim Beginn des Trainings eine größere Rolle, wenn die Speicher noch gefüllt sind; nehmen die Vorräte allmählich ab, sinkt der Anteil der Kohlenhydrate an der Gesamtmischung.

Anfänger zehren stärker von Kohlenhydratreserven, egal, wie intensiv sie trainieren. Verbessern sich Kondition und aerobe Kapazität, dann wird Fett leich-ter abgebaut und stellt einen größeren Anteil an der Brennstoffmischung. Darin besteht die natürliche Anpassungsleistung des Körpers an sportliches Training.

Wie kann ich meine Muskeln am besten mit Energie versorgen?

Die wichtigste Energiequelle für fast alle Arten von Aktivität sind Kohlenhydrate. Wenn Sie wenig davon zu sich nehmen, sind Ihre Kohlenhydratspeicher unterbestückt, was Ihrer Leistung Grenzen setzen kann. Eine optimale Versorgung mit Kohlenhydraten kann Ihre Trainingsintensität, -dauer und -leistung merklich verbessern. Kohlenhydrate werden als Glykogen in der Leber (etwa 100 g) und in den Muskeln (etwa 300 g) gespeichert, aber leider in relativ geringen Mengen. Nach 90–180 Minuten Ausdauertraining, 45–90 Minuten Intervalltraining oder 30–45 Minuten intensivem Training bzw. Training mit Kurzzeit-Spitzenbelastung neigen sich Ihre Vorräte dem Ende zu. Die Folge: Sie sind erschöpft!

Beginnen Sie mit gering oder nicht optimal gefüllten Glykogenspeichern zu trainieren, müssen Sie mit folgendem rechnen:

- vorzeitiger Ermüdung
- verringerter Trainingsintensität
- verringertem Gewinn aus dem Training
- schlechter Leistung

- erhöhtem Verletzungsrisiko
- langsamerer Erholung
- »Burn-out« oder Übertrainings-Syndrom in chronischen Fällen.

Was kann ich tun, um mich schneller zu erholen?

Bei jedem Training verbrauchen Sie Muskelglykogen und zapfen Ihre Vorräte an; Ihr Ziel in der Erholungsphase muß es daher sein, vor dem nächsten Training Ihre Glykogenvorräte so effektiv wie möglich wieder aufzustocken. Dabei sind folgende Punkte zu berücksichtigen:

- die Menge der Kohlenhydrate in Ihrer Ernährung
- der Typ von Kohlenhydraten in Ihrer Ernährung
- der richtige Zeitpunkt der Kohlenhydratzufuhr.

Wie viele Kohlenhydrate brauche ich?

Bei der Sporternährungskonferenz, die 1991 in Lausanne stattfand, empfahlen die Experten übereinstimmend, daß die Sportler mindestens 60 Prozent ihrer Energiezufuhr in Form von Kohlenhydraten aufnehmen sollten. Das bedeutet 450 g Kohlenhydrate bei 3000 kcal/ 12600 kJ pro Tag oder 300 g bei 2000 kcal/8400 kJ. In der Praxis benötigen die meisten Frauen täglich 5–10 g Kohlenhydrate pro Kilogramm Körperge-

wicht, je nach Intensität ihres Trainings. Am unteren Ende der Skala stehen Trainingszeiten bis zu einer Stunde, am oberen Ende Spitzensportlerinnen, die vier oder mehr Stunden täglich trainieren.

In Essensmengen umgerechnet nehmen Sie 450 g Kohlenhydrate zu sich, wenn Sie 30 Bananen, 12 große Kartoffeln oder 10 Schokoriegel essen. Das soll nicht etwa eine Diätempfehlung sein, sondern Ihnen nur den Eindruck vermitteln, wieviel Sie brauchen. Am praktikabelsten ist es, wenn Sie mit Portionen von jeweils 50 g Kohlenhydraten planen. Dazu einige Beispiele:

Essensportionen mit 50 g Kohlenhydraten

- 3 Scheiben Brot oder Toast
- 1 Bananenbrot (zwei Scheiben Brot mit einer Banane)
- 1 gebackene Kartoffel (150 g) mit 100 g weißen Bohnen in Tomatensauce
- 50 g Frühstücks–Getreideflocken mit $\frac{1}{4}$ l fettarmer Milch
- 50–75 g Rosinen
- 2 bis 3 Bananen
- 550 ml isotonisches Sportgetränk
- zwei bis drei Stück Trockenfrüchte oder kleine Müsliriegel
- 7 Reiswaffeln
- 200 g gekochte Nudeln
- 175 g gekochter Reis
- 1 Baguettebrötchen (größeres Brötchen)
- 4 bis 5 Haferkekse

Welcher Typ Kohlen-
hydrate ist am besten?

Hier sind zwei wichtige Dinge zu berücksichtigen: erstens das gesamte »Nährstoffpaket«, das in dem Kohlenhydratlieferanten enthalten ist, zweitens die Geschwindigkeit, mit der die Kohlenhydrate in den Blutkreislauf absorbiert werden.

Vom Ernährungsstandpunkt aus eignen sich am besten die natürlich vorkommenden Zucker (in Früchten, Gemüse und Milch) sowie komplexe Kohlenhydrate (in Brot, Kartoffeln, Frühstücksflocken, Nudeln und Getreide). Denn sie liefern andere Nährstoffe gleich mit, zum Beispiel Vitamine, Mineralstoffe, Eiweiß und Ballaststoffe (nicht-stärkehaltige Polysaccharide).

Vom Leistungsstandpunkt aus hängt Ihre Wahl davon ab, wann – in bezug zum Training – Sie essen. Alle Typen von Kohlenhydraten werden in einfache Zucker aufgespalten und als Glukose in den Blutkreislauf eingespeist, können also alle gleichermaßen von den Muskelzellen genutzt und in Glykogen umgewandelt werden. Was die Produktion des Glykogens betrifft, ist es also gleichgültig, ob die Kohlenhydrate von weißem Zucker oder von Vollkornbrot stammen. Unterschiedlich ist allerdings die *Geschwindigkeit,* mit der die verschiedenen Arten von Kohlenhydraten in Glukose umgewandelt und den Muskeln bereitgestellt werden. Wie schnell bei einem bestimmten Nahrungsmittel der Glukosespiegel im Blut

ansteigt, wird durch den Verwertbarkeits-Index (VI) angezeigt: Je höher der VI, desto schneller und höher steigt der Blutzuckerspiegel. Der VI verschiedener Nahrungsmittel ist in Tabelle 1 aufgelistet (S. 14).

Manchmal ist es vorteilhaft, Kohlenhydrate mit hohem VI zu sich zu nehmen – zum Beispiel in den ersten beiden Stunden nach dem Training oder schon gegen Ende eines langen, harten Trainings, wenn die Glykogenvorräte sinken. Studien haben gezeigt, daß der Verzehr von etwa 1 g Kohlenhydrate mit hohem VI pro Kilogramm Körpergewicht innerhalb der ersten beiden Stunden nach dem Training das Auffüllen der Glykogenspeicher beschleunigt und damit die Erholungsphase verkürzt. In anderen Situationen – zwischen einem Training und dem nächsten oder 2–4 Stunden vor Beginn des Trainings – ist es günstiger, Kohlenhydrate in einer Form zu sich zu nehmen, die langsamer und über einen längeren Zeitraum hinweg aufgenommen wird. Das läßt sich entweder durch die Wahl von Kohlenhydraten mit mittlerem und niedrigem VI erreichen, oder durch die Kombination von Kohlenhydraten mit hohem VI und Protein oder Fett. Beispiele: Essen Sie Reis (hoher VI) mit Bohnen (niedriger VI); gebackene Kartoffeln (hoher VI) mit Thunfisch (Protein), oder Brot (hoher VI) mit Käse (Protein und Fett).

Damit Sie zum richtigen Zeitpunkt die richtigen Kohlenhydrate essen, wählen Sie aus Tabelle 1 Ihre Essenskombination.

Tabelle 1: Verwertbarkeits-Index (VI) kohlenhydratreicher Nahrungsmittel (Glukose = 100)

Hoch		Mittel		Niedrig	
Getreide		**Getreide**		**Hülsenfrüchte**	
Weißbrot	69	Vollkornnudeln	42	Weiße Bohnen	36
Vollkornbrot	72	Weißmehlnudeln	50	Bohnen	
Vollreis	80	Hafer	49	in Tomatensauce	40
Geschälter Reis	82	Gerste	42	Flageoletbohnen	31
				Kichererbsen	36
				Linsen	29
				Kidneybohnen	29
				Sojabohnen	15
Frühstücksflocken		**Frühstücksflocken**			
Cornflakes	80	Porridge, gekocht			
Müsli	66	aus Haferflocken	54		
Weizenschrot	67	»All Bran«	51		
»Weetabix«	75				
Obst		**Obst**		**Obst**	
Rosinen	64	Trauben	44	Äpfel	39
Bananen	62	Orangen	40	Kirschen	23
				Pflaumen	25
				Aprikosen	30
				Grapefruit	26
				Pfirsiche	29
Gemüse		**Gemüse**			
Mais	59	Süßkartoffeln	48		
Rüben	97	Kartoffelchips	51		
Ofenkartoffeln	98	Yamswurzeln	51		
Möhren	92				
				Milchprodukte	
				Milch	32
				Joghurt	36
				Eis	36
Sonstige		**Sonstige**		**Sonstige**	
Schokoladenkeks	59	Haferkeks	54	Fruchtzucker	20
»Mars«	68	Biskuitkuchen	46		
Honig	87				
Saccharose	59				
Glukose	100				
Orangensirup	66				

Wie oft soll ich essen?

Fünf bis sechs regelmäßig über den Tag verteilte Mahlzeiten oder Snacks sorgen für eine optimale Speicherung von Glykogen und für maximale Energie, beschränken die Fettspeicherung auf ein Minimum, stabilisieren sowohl den Blutzucker- als auch den Insulinspiegel und halten die Cholesterinwerte im Zaum. Jedesmal, wenn Sie Kohlenhydrate zu sich nehmen, wird Insulin produziert, das den Zellen Glukose, Amino- und Fettsäuren verfügbar macht und damit dem Blutkreislauf entzieht. Essen Sie häufig mäßige Portionen, bleibt der Insulinspiegel auf einem relativ konstanten Wert. Essen Sie dagegen die Hauptmenge Ihrer Tagesration in einer oder zwei großen Mahlzeiten, wird Insulin rascher ausgeschüttet und Glykogen weniger effektiv gespeichert. Gleichzeitig erhöht sich die Wahrscheinlichkeit, daß ein Teil der Kohlenhydrate in Fett statt Glykogen umgewandelt wird.

Wann soll ich essen?

Vor dem Training

Eine kleine Mahlzeit von Kohlenhydraten mit niedrigem bis mittlerem Verwertbarkeits-Index (z. B. Nudeln mit Huhn oder Bohnen) etwa zwei bis vier Stunden vor dem Training sorgt für einen anhaltenden, maßvollen Anstieg des Blutzuckers. Wenn Sie dann direkt vor dem Training 25–50 g Kohlenhydrate mit hohem VI essen (zum Beispiel ein bis zwei Bananen), steigt der Blutzucker und bleibt länger auf einem höheren Wert. Der optimale Zeitpunkt dafür ist individuell verschieden und schwankt zwischen 5–20 Minuten vor dem Training.

Während des Trainings

Wenn Sie länger als eine Stunde hart trainieren, hilft der Verzehr von 30–60 g Kohlenhydrate pro Stunde, die Ermüdung hinauszuzögern und die Trainingsintensität aufrechtzuerhalten. Die Menge hängt von Ihrer Körpergröße ab (je größer Sie sind, desto mehr Energie in Form von Kohlenhydraten verbrauchen Sie) sowie von der Intensität des Trainings (je intensiver, desto höher der Verbrauch). Die nötigen Kohlenhydrate mit hohem VI können Sie entweder in flüssiger oder fester Form zu sich nehmen. Manche Frauen trinken gern kohlenhydrathaltige Getränke, zum Beispiel isotonische Sportgetränke oder verdünnte Softdrinks, andere essen lieber etwas Kohlenhydratreiches, zum Beispiel Bananen und Rosinen, und trinken Wasser dazu. Hier haben Sie die Wahl.

Nach dem Training

Es ist sehr wichtig, mit dem Wiederbefüllen der Glykogenspeicher so früh wie möglich nach dem Training zu beginnen, denn dann ist die Glykogenproduktion am effektivsten. Wenn Sie in den ersten beiden Stunden nach dem Training Kohlenhydrate essen (1 g pro kg Körpergewicht), dann verbessert sich die Effektivität des Speichermechanismus um 5 bis 7 Prozent, wie Studien belegen konnten. Wählen Sie dazu Kohlenhydrate mit hohem VI, zum Beispiel Sportgetränke, Bananen oder Reiswaffeln mit Marmelade.

Wieviel Protein?

Aktive Menschen brauchen mehr Protein pro Kilogramm Körpergewicht als Nichtaktive, um den beim Training erhöhten Proteinabbau auszugleichen und das Muskelwachstum sowie die Reparatur von Gewebe zu fördern. Auf der Sporternährungskonferenz in Lausanne 1991 empfahlen Wissenschaftler die Zufuhr von täglich 1,2–1,7 g Protein pro Kilogramm Körpergewicht. Das untere Ende der Skala deckt dabei den Bedarf der meisten Ausdauersportler, das obere Ende gibt den Bedarf bei Kraftsport und Sportarten mit Kurzzeit-Spitzenbelastungen wieder. Wenn Sie zum Beispiel 60 kg wiegen, sollten Sie versuchen, täglich zwischen 72 g und 102 g Eiweiß zu essen. In der Praxis sollten 12–15 Prozent der Kalorien, die Sie zu sich nehmen, aus Protein bestehen – falls Sie Ihrem Kalorienbedarf entsprechend essen, also nicht abnehmen. Tabelle 2 hilft Ihnen bei der Zusammenstellung Ihrer Tagesration an Protein.

Was sind die besten Proteinquellen?

Protein ist in vielen verschiedenen Nahrungsmitteln enthalten, von denen keines unbedingt besser ist als ein anderes. Die Qualität eines bestimmten Proteins wird oft als *biologische Wertigkeit* (BW) angegeben, die anzeigt, wie gut die jeweilige Zusammensetzung der Aminosäuren den Erfordernissen unseres Körpers entspricht. Das Weiße vom Ei hat eine BW von 100, was bedeutet, daß es sämtliche essentiellen Aminosäuren enthält, die der Körper braucht, und zwar in einem sehr ähnlichen Verhältnis. Damit kann so gut wie das gesamte Protein aus diesem Nahrungsmittel zum Aufbau neuen Körperproteins genutzt werden.

Andere Nahrungsmittel mit hoher BW sind Milch, Käse, Joghurt, Fleisch, Fisch, Geflügel, Eier und Sojaprodukte. Es gibt viele Nahrungsmittel mit einem stattlichen Proteinanteil, denen aber ein oder zwei essentielle Aminosäuren fehlen. Sie haben eine niedrige BW; dazu zählen Bohnen, Linsen, Erbsen, Brot, Frühstücksflocken, Getreide, Nüsse und Samen. Wenn Sie eine Mischung davon über den Tag verteilt essen, ist das genauso gut wie der Verzehr von Proteinen mit einer hohen BW. Mit anderen Worten: Es ist nicht notwendig, daß Sie Ihren Proteinbedarf rein aus Quellen tierischer Herkunft decken; essen Sie eine Vielfalt von Protein sowohl niedriger als auch hoher BW,

Tabelle 2: Proteingehalt verschiedener Nahrungsmittel

Nahrungsmittel	Eiweißgehalt (g pro Portion)
Fleisch/Fisch/Geflügel	
Rotes Fleisch (100 g)	32
Huhn (150 g)	38
Weißfleischiger Fisch (150 g)	30
Fetter Fisch (150 g)	30
Würstchen (2 Stück)	15
Hackfleisch (100 g)	25
Thunfisch (Dose, 100 g)	25
Milchprodukte und Eier	
Milch (1/4 l)	10
Körniger Frischkäse (100 g)	15
Magerquark (100 g)	8
Schnittkäse (50 g)	14
Joghurt (1 Becher)	8
Eier (2 Stück)	14
Hülsenfrüchte und Nüsse	
Kidneybohnen (gekocht, 200 g)	15
Weiße Bohnen in Tomatensauce (1/2 große Dose)	10
Linsen (gekocht, 200 g)	15
Nüsse (50 g)	13
Getreide	
Brot (2 Scheiben)	6
Nudeln (gekocht, 150 g)	5
Reis (gekocht, 150 g)	
Sonstige	
Tofu (100 g)	9

dann erhält Ihr Körper auf gesunde Weise alles, was er braucht.

Warum brauchen aktive Frauen Fett?

Es ist wichtig, sich bewußtzumachen, daß ein gewisser Anteil Körperfett abso-lut lebensnotwendig ist. Dazu gehört das sogenannte Baufett, das ein Bestandteil Ihrer Zellwände, Gehirnzellen, Nervenscheiden sowie Ihres Knochenmarks ist und Ihre Organe (Herz, Leber, Nieren) als schützende Hülle umgibt, die isoliert und gegen Stoßverletzungen polstert. Bei gesunden Menschen macht dieses Fett etwa 3 Prozent des Körpergewichts aus. Frauen benötigen darüber hinaus *geschlechtsspezifisches Fett,* das vor allem in den Brüsten und um die Hüften gespeichert ist. Dieses Fett spielt eine Rolle bei der Östrogenproduktion und sorgt so für ein hormonelles Gleichgewicht und einen funktionierenden Zyklus. Verringert sich diese Fettmenge zu stark, wird der Hormonhaushalt gestört und die Menstruation unregelmäßig. Geschlechtsspezifisches Fett stellt bei Frauen weitere 5–9 Prozent des Körpergewichts.

Fett ist auch ein wichtiger Energiespeicher mit 9 kcal/38 kJ pro Gramm, der beim Schlafen, Sitzen, Stehen und Gehen wie auch bei Ausdauertraining angezapft wird. Bereitgestellt wird dieses Fett durch Fettgewebe, das über den ganzen Körper verteilt ist, wie auch durch das in den Muskelzellen enthaltene Fett (das beim Training besonders wichtig ist). Ein Kilogramm Fettgewebe liefert genügend Energie für 15–20 Stunden Training. Ihr Fettspeicher ist daher wirklich alles andere als eine überflüssige Ablagerung unerwünschter Energie!

Welcher Anteil von Körperfett ist also für die Gesundheit wünschenswert? Ärzte und Physiologen empfehlen ein *Minimum* von 5 Prozent für Männer und 10 Prozent für Frauen, damit die grundlegendsten Funktionen gesichert sind. In der Praxis liegt ein gesunder Wert für Männer zwischen 13 und 18 Prozent, für Frauen zwischen 18 und 25 Prozent. Sportler und Sportlerinnen

liegen wahrscheinlich etwas darunter. Eine Studie über Spitzensportler ermittelte für Männer 4–10 Prozent Körperfett und für Frauen 13–18 Prozent. Diese Zahlen sind jedoch nicht zwingend als empfehlenswerter Maßstab zu betrachten, der optimale Gesundheit garantiert.

Wieviel Fett soll ich essen?

Fett sollte weniger als 30 Prozent Ihrer gesamten Energiezufuhr stellen. Diese Faustregel stimmt mit den Empfehlungen der amerikanischen Gesundheitsbehörden (unter 33 Prozent) und der Weltgesundheitsorganisation (unter 30 Prozent) überein, die darauf abzielen, das Risiko von Herzerkrankungen und Krebs in der Allgemeinbevölkerung zu senken. In der Praxis wird Personen, die Sport treiben, um Gewicht bzw. Fett zu verlieren, in der Regel geraten, weniger als 25 Prozent der Gesamtkalorien in Form von Fett aufzunehmen. Sportlerinnen mit hohem Energiebedarf (3000 kcal/12600 kJ und mehr) sollten zwischen 25 und 30 Prozent Fett zu sich nehmen, da Fett viel Energie speichert und den Energiebedarf gut decken kann.

Allerdings sollte Ihr Fettverzehr nicht unter 15–20 Prozent sinken, weil daraus mehrere Ernährungsprobleme entstehen könnten. Essen Sie noch weniger Fett, dann ist Ihre Versorgung mit essentiellen Fettsäuren (Linol- und Linolensäuren, die in Pflanzenölen,

Samen, Nüssen und fettem Fisch enthalten sind) höchstwahrscheinlich nicht mehr gesichert. Diese Fettsäuren sind Teil der Zellwände und werden benötigt, um hormonartige Substanzen wie Prostaglandine und Leukotriene herzustellen, die die Blutgerinnung, die Blutviskosität, den Tonus der Muskeln in Kapillaren- und Arterienwänden, die Verengung und Erweiterung der Blutgefäße, Entzündungsprozesse sowie Ihr Immunsystem regeln.

Die fettlöslichen Vitamine A, D und E sind nur in Nahrungsmitteln zu finden, die Fett enthalten, und etwas Fett ist nötig, damit Ihr Körper in der Lage ist, diese Vitamine aufzunehmen und zu transportieren. Vitamin D können Sie zwar auch aus ultraviolettem Licht bekommen und Vitamin A aus seiner Vorstufe, dem Beta-Carotin, in kräftig gefärbtem Obst und Gemüse, bei Vitamin E kann eine ausreichende Versorgung aber viel problematischer werden. Es ist in nennenswerten Mengen nur in Pflanzenöl, Samen, Nüssen und Eigelb enthalten. Vitamin E ist ein wichtiges Antioxidans, das unsere Zellen vor den schädlichen Angriffen freier Radikale schützt*, wahrscheinlich auch Herzerkrankungen und gewissen Formen von Krebs vorbeugt und sogar den Prozeß

* *Freie Radikale* sind Atome oder Moleküle, die bei der normalen Energieproduktion entstehen und ein einsames (ungepaartes) Elektron enthalten. In großen Mengen können sie Zellwände und die DNS schädigen und das im Blut enthaltene Cholesterin oxidieren; man hält sie auch für den Auslöser gewisser Krebs- und Herzerkrankungen.

des Alterns verzögert. Es hilft auch bei Muskelkater nach hartem Training. Denken Sie also immer daran, daß eine zu starke Einschränkung des Fettverzehrs zu Ernährungs- und Gesundheitsproblemen führen kann.

Was brauche ich an Vitaminen und Mineralstoffen?

Vitamine und Mineralstoffe spielen eine wichtige Rolle für optimale Gesundheit und Leistung. Regelmäßiges Trainieren erhöht den Bedarf an vielen dieser Vitalstoffe; dem läßt sich durch eine gut geplante, ausgewogene Ernährung begegnen, die auch die richtige Energiemenge bereitstellt. Die amerikanische Gesundheitsbehörde hat eine Liste mit empfohlenen Tagesmengen für Männer und Frauen verschiedener Altersgruppen herausgegeben, deren Werte eine Sicherheitsspanne einschließen. Tabelle 3 (S. 20) gibt die für Frauen empfohlenen Mengen der meisten Vitamine und Mineralstoffe wieder. Auch wenn individuelle Abweichungen möglich sind, nimmt man an, daß damit die Bedürfnisse von 97 Prozent der Bevölkerung gedeckt sind. In der Praxis brauchen die meisten Menschen sogar weniger.

Brauche ich zusätzliche Vitamine und Mineralstoffe?

Es gibt zur Zeit keine eindeutigen Hinweise, daß Vitamin- und Mineralstoffpräparate die Leistung verbessern, wenn Sie Ihren Bedarf bereits durch Ihre Ernährung decken. Kommt bei Ihrem Speiseplan jedoch ein bestimmter Nährstoff zu kurz, wirkt sich das sowohl auf Ihre Gesundheit als auch auf Ihre Leistungsfähigkeit wahrscheinlich negativ aus, und die Einnahme von Zusatzpräparaten kann vorübergehenden Nutzen bringen. Frauen, die sich an Diätbeschränkungen halten, weil sie zum Beispiel Gewicht abbauen wollen oder Veganerinnen sind, und Frauen mit Eßstörungen nehmen wahrscheinlich von mehreren Vitaminen und Mineralstoffen zu geringe Mengen auf. Sie sollten sich vom Arzt oder qualifizierten Sporternährungsberatern fachlichen Rat holen und nicht aufs Geratewohl zu irgendwelchen Ergänzungspräparaten greifen.

Das Umsetzen der Theorie in die Praxis ist nicht immer einfach, vor allem, wenn Sie viel unterwegs sind, häufig essen gehen oder Ihr Essen oft von anderen Personen zubereitet wird; ein allgemeines Multivitamin- und Mineralstoffpräparat kann hier eine gute Prophylaxe sein. Es gibt immer mehr vielversprechende Hinweise darauf, daß Antioxidantien das Risiko einer Schädigung durch freie Radikale verrin-

Tabelle 3: Empfohlene Tagesmengen für Vitamine und Mineralstoffe

Nährstoff	11–14 Jahre	15–18 Jahre	19–50 Jahre	Über 50 Jahre
Thiamin (mg)	0,7*	0,8*	0,8*	0,8*
Riboflavin (mg)	1,1	1,1	1,1	1,1
Niacin (mg)	15**	18**	17**	16**
Vitamin B_6	1,0	1,2	1,2	1,2
Vitamin B_{12} (μg)	1,2	1,5	1,5	1,5
Folsäure (μg)	200	200	200	200
Vitamin C (mg)	35	40	40	40
Vitamin A (μg)	600	600	600	600
Calcium (mg)	800	800	700	700
Eisen (mg)	14,8***	14,8***	14,8***	8,7
Zink (mg)	9	7	7	7
Magnesium (mg)	280	300	270	270

* Die Werte sind für nichtaktive Frauen berechnet. Der tatsächliche Bedarf steigt bei erhöhtem Energieverbrauch. Rechnen Sie mit 0,4 mg pro 1000 kcal/4200 kJ.
** Die Werte sind für nichtaktive Frauen berechnet. Der tatsächliche Bedarf steigt bei erhöhtem Energieverbrauch. Rechnen Sie mit 6,6 mg pro 1000 kcal/4200 kJ.
*** Unzureichend für Frauen mit starken Menstruationsblutungen (hier sind möglicherweise Eisenpräparate nötig).

gern und damit gegen Krebs, Herzerkrankungen und vorzeitiges Altern schützen helfen. Sie können auch Muskelkater nach hartem Training lindern.

Haben Frauen einen speziellen Bedarf an bestimmten Vitaminen und Mineralstoffen?

Im allgemeinen tendieren Frauen dazu, weniger Calcium, Eisen, Riboflavin, Vitamin B_2 und Folsäure zu sich zu nehmen als Männer. Calcium ist für die Gesundheit der Knochen wichtig, und es gibt Hinweise, daß eine Unterversorgung in der Kindheit und im frühen Erwachsenenalter bei Sportlerinnen andere Probleme verschärfen kann, die zum Beispiel bei niedrigem Körperfettanteil, übermäßigem Trainieren, Amenorrhöe (Ausbleiben der Regel), psychischem Streß und Eßstörungen auftreten. Ein Zusammenwirken von zwei oder mehreren dieser Faktoren erhöht die Gefahr von Ermüdungsbrüchen (Streßfrakturen) und Osteoporose in späteren Jahren. Kapitel 3 und 4 widmen sich ausführlich dieser Thematik. Alle aktiven Frauen sollten sich bemühen, mindestens die empfohlene Tagesmenge Calcium zu sich zu nehmen. Wissenschaftler empfehlen, bei Amenorrhöe täglich 1200–1500 mg Calcium zu essen. Gute Calciumquellen sind Milch, Käse, Joghurt, Feigen, Hülsenfrüchte, Orangen, Sardinen, Schalentiere, Nüsse und grünes Blattgemüse.

Eine Eisenmangel-Anämie ist bei Sportlerinnen häufiger anzutreffen als bei Sportlern. Bei vielen Frauen sind die Eisenspeicher leer, was an und für sich kein Problem ist, sich aber rasch zu einer Eisenmangel-Anämie entwickeln kann, wenn der Eisenbedarf des Körpers plötzlich steigt (zum Beispiel in der Schwangerschaft). Ursache ist in der Regel der Eisenverlust bei der Menstruation und eine allgemein geringe Zufuhr von Eisen. Viele Frauen haben eine Aversion gegen rotes Fleisch (eine der reichhaltigsten Quellen von Eisen, dazu noch in einer Form, die der Körper am leichtesten verwerten kann) oder essen nur geringe Mengen davon. Sie müssen darauf achten, genug Eisen aus anderen Nahrungsmitteln zu beziehen, zum Beispiel aus Hülsenfrüchten, Vollkornprodukten, angereicherten Frühstücksflocken und dunkelgrünem Gemüse. Vitamin C verbessert die Eisenresorption, daher sollten Sie gleichzeitig Vitamin-C-reiches essen oder trinken, zum Beispiel Obst, Gemüse oder Säfte. Nicht zu empfehlen ist die routinemäßige Einnahme von Eisenpräparaten. Doch wenn Sie den Verdacht einer Anämie haben, sollten Sie bei Ihrem Arzt einen Bluttest machen lassen und eine Diagnose abwarten. Mehr Informationen über Eisenmangel und Sportanämie finden Sie in Kapitel 3.

Sport erhöht den Bedarf an Riboflavin (Vitamin B_2), eines der Vitamine, die bei der Energieproduktion mitwirken. Frauen, die eine kalorienarme Diät machen, sollten reichlich Nahrungsmittel mit viel Riboflavin in ihren Speiseplan einbeziehen, zum Beispiel Milch (auch fettarme), Käse, Joghurt, Fleisch und Eier. Frauen nehmen häufig zu wenig Folsäure zu sich, eines der Vitamine aus der B-Gruppe, das bei der Zellteilung und der Bildung roter Blutkörperchen benötigt wird. Von Bedeutung wird dies vor allem im ersten Schwangerschaftsdrittel, da eine Unterversorgung die Gefahr eines Rückenmarkdefekts beim Fötus erhöht. Die amerikanischen Gesundheitsbehörden empfehlen allen Frauen, die eine Schwangerschaft planen, bis zur zwölften Schwangerschaftswoche vorbeugend ein Zusatzpräparat mit 400 mg Folsäure einzunehmen. Dieser Punkt wird in Kapitel 2 noch ausführlicher erläutert.

DIE ERNÄHRUNG VON KINDERN UND JUGENDLICHEN

Die Kindheit, Pubertät und Adoleszenz sind Zeiten raschen Wachstums. Größe, Form und Zusammensetzung des Körpers sind großen Veränderungen unterworfen, vor allem während des pubertären Wachstumsschubs (zwischen 9 und 13 Jahren), wobei der Bedarf an Energie und damit auch an den meisten Nährstoffen unaufhaltsam steigt. Kinder und Jugendliche, die mit Sport zu tun haben, stehen oft unter einem erheblichen Leistungsdruck, der von den Eltern oder Trainern ausgeht. Deren gut

gemeinte, aber oft falsche Ratschläge zur Ernährung können gravierende Probleme verursachen, zum Beispiel eine Hemmung von Wachstum und Entwicklung, Gewichtsprobleme, Eßstörungen und Dehydratation.

Worin unterscheidet sich der Nährstoffbedarf von Kindern und Jugendlichen vom Bedarf Erwachsener?

Der Nährstoffbedarf von Kindern und Jugendlichen pro Kilogramm Körpergewicht ist höher als bei Erwachsenen, weil sie schnell wachsen und Gewicht (nicht Fett!) zulegen. Daher müssen sie ausreichend mit Energie sowohl für das Wachstum als auch für die sportliche Aktivität versorgt werden. Tabelle 4 gibt Empfehlungen zum durchschnittlichen Energiebedarf, wobei allerdings zu bedenken ist, daß bei diesen Werten kein regelmäßiges sportliches Training berücksichtigt wurde, das einen täglichen Mehrbedarf von 500 kcal/ 2100 kJ und mehr bedeuten kann – die genaue Energiemenge hängt von der Art, Intensität, Häufigkeit und Dauer des Trainings ab. Bei Kindern laufen die Bewegungen meist weniger effektiv ab als bei Erwachsenen; mit anderen Worten verbrennen sie mehr Kalorien pro Kilogramm Körpergewicht und brauchen im Verhältnis 20–30 Prozent mehr Sauerstoff, um genauso viel zu leisten wie Erwachsene.
Die Ernährungsempfehlung von 60 Prozent Kohlenhydraten, 20–30 Prozent

Fett und 15 Prozent Protein gilt auch für aktive Kinder und Jugendliche. Der gesamte Energiebedarf ist zwar ein anderer, aber das *optimale Verhältnis* von Kohlenhydraten, Fett und Protein bleibt immer gleich. Achtung allerdings bei Kohlenhydraten: Hat Ihre kleine Sportlerin hier einen hohen Bedarf, dann sollten Sie nicht von ihr erwarten, ihn ausschließlich durch ballaststofffreie Nahrungsmittel zu decken – von denen kann sie womöglich gar keine ausreichenden Mengen essen. Trainer und Eltern vergessen manchmal, daß Kinder kleinere Mägen haben, und wenden gesunde Eßregeln, die für übergewichtige, inaktive Erwachsene aufgestellt wurden, auf ihre Schützlinge an – leider zu deren Nachteil. Eine Mischung aus Ballaststoffreichem (z. B. Vollkornbrot, Vollkornnudeln und Hülsenfrüchten) und weniger faserreichen Lebensmitteln (z. B. Weißbrot, gesüßte Frühstücksflocken und Süßigkeiten) entspricht aktiven Kindern und Teenies möglicherweise besser!

Wie unterscheidet sich die Körperzusammensetzung bei Kindern und Erwachsenen?

Bei Kindern und Jugendlichen ist der Wassergehalt im Körper höher, die Knochen enthalten noch weniger Mineralien; deshalb ist die Körperdichte geringer als bei Erwachsenen. Aus diesem Grund eignen sich die Formeln, mit denen das Körperfett bei Erwachsenen berechnet wird, nicht für Kinder – dabei käme 3–6 Prozent zuviel Fett heraus, während die fettfreie oder aktive Körpersubstanz unterschätzt würde. Auch findet bei den fettfreien Körperbestandteilen eine kontinuierliche Fluktuation statt. Daher sind Spezialmethoden anzuwenden, die den Körperfettgehalt aus der Körperdichte und der Hautfaltendicke bestimmen.

Durch Messungen der Körperzusammensetzung lassen sich Veränderungen während einer Trainingssaison verfolgen; damit haben Sie auch Kontrolle darüber, daß die normale Entwicklung nicht gehemmt wird. Es ist allerdings

Tabelle 4: Ungefährer Energiebedarf für Kinder und Jugendliche im Durchschnitt (Britische Gesundheitsbehörden, 1991)

Alter	Geschätzter durchschnittlicher Energiebedarf (in kcal/kJ pro Tag)
7–10 Jahre	1740 kcal/7310 kJ
11–14 Jahre	1845 kcal/7750 kJ
15–18 Jahre	2110 kcal/8860 kJ

nachdrücklich zu betonen, daß Kinder keinesfalls einem der Standardprogramme zum Abnehmen unterzogen werden dürfen. Eine Reduktionsdiät und/oder ein intensives Trainingsprogramm, die zum Fettverlust führen sollen, können der körperlichen wie der psychischen Entwicklung eines Kindes schwer schaden.

Sollen aktive Kinder und Jugendliche den Fettverzehr einschränken?

Junge, aktive Sportlerinnen brauchen nicht unbedingt weniger Fett zu essen. Empfohlen wird, 20–30 Prozent des Energiebedarfs durch Fett zu decken. Man darf nicht aus dem Blick verlieren, daß ein gewisses Maß an Fett in der Ernährung eine lebenswichtige Rolle spielt: Fett in Pflanzenölen, Nüssen, Samen und fettem Fisch liefert die essentiellen Fettsäuren, die zur Produktion von Prostaglandinen (einem Hormontyp) und für die Entwicklung von Nerven- und Gehirnzellen gebraucht werden. Diese Nahrungsmittel sind auch gute Quellen für Vitamin E, ein wichtiges Antioxidans, das freie Radikale bekämpfen hilft. Fett ist auch notwendig, damit die Vitamine A, D und E aus der Nahrung resorbiert werden können.

Fett ist außerdem eine Energiequelle, bei Ruhe wie Bewegung. Wenn Kinder überhaupt nichts Fetthaltiges mehr essen, bekommen sie womöglich nicht genug Energie.

Vielleicht die wichtigste Umstellung in der Ernährung, zu der junge Sportlerinnen ermutigt werden sollten, betrifft den *Typ* der von ihnen verzehrten Fette. Eine Studie der Universität von Newcastle stellte fest, daß 25 Prozent der Fette, die Schulkinder zu sich nehmen, aus Fleisch, Hamburgern, Wurstwaren und Würstchen stammen, die allesamt vor gesättigten Fettsäuren strotzen. Kinder und Jugendliche sollten lernen, mageres Fleisch zu wählen und Dinge in ihren Speiseplan einzubeziehen, die reich an ungesättigten Fettsäuren sind.

Kommt es bei Kindern und Jugendlichen schneller zur Dehydratation?

Ja, Kinder neigen stärker als Erwachsene zu hitzebedingten Ausfällen. Kinder vertragen extreme Temperaturen nicht so gut wie Erwachsene, weil ihre Fähigkeit zur Wärmeregulation noch nicht so gut ausgebildet ist. Das heißt, ihr Körper reagiert auf Bewegung anders: Er produziert pro Schweißdrüse weniger Schweiß und schwitzt daher nicht so stark, produziert mehr Hitze, kann aber diese Hitze noch nicht so gut von den Muskeln an die Haut ableiten. Je kleiner das Kind, desto größer die individuelle Hitze.

Beim Sport steigt die Körperinnentemperatur bei Kindern schneller an, daher verlieren sie leichter Wasser als Erwachsene. Das kann zum Problem werden, weil Kinder nicht instinktiv genügend trinken, um die verlorene Flüssigkeit zu ersetzen, und die Symptome einer Dehydratation nicht erkennen. Da sie sich an Hitze auch langsamer anpassen, muß die Intensität des Trainings eine Weile zurückgenommen und dann erst allmählich wieder gesteigert werden.

Da Kinder ihre Austrocknung nicht wahrnehmen oder von selbst genug trinken, ist es wichtig, ihnen wohlschmeckende Getränke anzubieten. Wasser wird nicht so gern getrunken und löscht oft schon das momentane Durstgefühl, bevor ein Kind ausreichende Mengen getrunken hat, um seine Wasservorräte wieder aufzufüllen. Geschmacksintensivere Getränke bieten einen größeren Anreiz. Verdünnter Fruchtsirup (Sirup zu Wasser im Verhältnis 1:4 bis 1:6), verdünnter Fruchtsaft (zwischen 1:1 und 1:2) oder fertige isotonische Sportgetränke werden gern in größeren Mengen getrunken und tragen dazu bei, den Flüssigkeitsverlust rascher auszugleichen (siehe auch Kapitel 9 über die Vorbereitung zum Wettkampf).

Sollten Kinder und Jugendliche zum Abnehmen aufgefordert werden?

Jede eingeschränkte Ernährung oder ein Übermaß an Training mit dem Ziel der Gewichtsabnahme kann in der Kindheit und Adoleszenz gefährlich werden. Solche Bemühungen können die körperliche Entwicklung hemmen und zu lang anhaltenden psychischen Problemen führen. Kalorien- oder fettarme Diäten sind in den allermeisten Fällen ungeeignet, um das Wachstum zu fördern; oft ist die Versorgung mit Protein, Eisen, Calcium und Vitaminen dabei unzureichend. Leider beschäftigen sich viele Teenies zwanghaft mit ihrem äußeren Erscheinungsbild und ihrem Gewicht und schränken sich beim Essen ein, um ihre Figur zu verändern. Damit werden oft die Weichen für ein gestörtes Eßverhalten und spätere Eßstörungen gestellt (siehe hierzu Kapitel 8 zum Thema Körperbild und Eßstörungen).

Falls wirklich ein Gewichtsproblem vorliegt, oder wenn ein Kind für einen Wettkampf eine bestimmte Gewichtsklasse erreichen muß, sollten Sie sich von qualifizierten Sporternährungsberatern professionelle Hilfe holen.

Anhaltende Einschränkungen in der Ernährung bei gleichzeitig hohem Energiebedarf führen möglicherweise zu

- einer Leerung der Glykogenspeicher und chronischer Müdigkeit
- einer Unterversorgung mit Nährstoffen
- einer Schwächung des Immunsystems
- einer erhöhten Anfälligkeit für Infektionen und Erkrankungen
- Störungen im Hormonhaushalt
- Unregelmäßigkeiten im Zyklus
- einer verringerten Knochendichte
- Eßstörungen.

Sollten Kinder und Jugendliche mehr Calcium zu sich nehmen?

Calcium ist besonders wichtig für eine gute Knochenentwicklung. Mit 20 haben wir zwischen 85 und 90 Prozent unserer maximalen Knochenmasse erreicht; etwa 45 Prozent werden in der Pubertät aufgebaut. Die empfohlene Tagesmenge an Calcium für Mädchen von 11–18 Jahren beträgt 800 mg, etwas mehr als für erwachsene Frauen, da das Knochenwachstum zu berücksichtigen ist. Eine 1989 durchgeführte Untersuchung der britischen Gesundheitsbehörden über die Ernährung von Schulkindern stellte fest, daß Mädchen im Alter von 14 und 15 Jahren durchschnittlich nur 692 mg Calcium zu sich nahmen. Langfristig kann das eine reduzierte Knochenmasse und ein größeres Osteoporose-Risiko zur Folge haben. Allerdings werden die Knochenmasse und ihr Mineralstoffgehalt von vielen Faktoren beeinflußt, einschließlich Ernährung, Bewegung und erblicher Veranlagung.

Eine andere Studie kam zu dem Ergebnis, daß Kinder, die überdurchschnittlich viel Milch tranken (und damit Calcium aufnahmen), mehr Calcium speicherten und eine höhere Knochendichte aufwiesen als Kinder mit einem geringeren Milchkonsum.

Eine vor kurzem am Royal National Hospital in Bath durchgeführte Studie fand bei den untersuchten Personen im Alter von 5, 10 und 21 Jahren einen direkten Zusammenhang zwischen Körpergewicht, Mineralgehalt und Mineraldichte in den Knochen. Die Wachstumsgeschwindigkeit scheint daher ein wichtiger Faktor zu sein, der über die Knochenmasse im Erwachsenenleben mit entscheidet. Ein weiterer guter Grund, weshalb Kinder keine Diät machen oder sich beim Essen einschränken sollten, um abzunehmen!

Brauchen Kinder und Teenager zusätzliches Eisen?

Die empfohlene Tagesmenge für Mädchen von 11–18 Jahren ist 14,8 mg. In dieser Wachstumsperiode wird zusätzlich Eisen benötigt, weil sich das Blutvolumen und die Zellmenge stark vergrößern. Mit dem Einsetzen der Menstruation steigt der Eisenverlust und damit der Eisenbedarf. Bei vielen Mädchen im Teenageralter ist wegen schlechter Eßgewohnheiten die Gefahr einer Eisenmangel-Anämie groß (weil sie zum Beispiel Diäten machen, sich rein vegetarisch ernähren und zu wenig eisenreiche Lebensmittel zu sich nehmen). Eine Studie über Mädchen mit leichter Anämie (Hämoglobinwerte unter 12 g/dl) konnte zeigen, daß diese Mädchen eine geringere aerobe Leistungsfähigkeit hatten als Mädchen mit normalem Hämoglobinspiegel. Gute Eisenquellen sind rotes Fleisch, Innereien, grünes Blattgemüse, Frühstücksflocken mit Eisenzusatz und Hülsenfrüchte. Vitamin C verbessert die

Aufnahme von Eisen. Mehr Informationen zu diesem Thema finden Sie in Kapitel 3: Eisenmangel und Sportanämie.

DIE ERNÄHRUNG DER ÄLTEREN SPORTLERIN

Immer mehr Frauen treiben weiter Sport, wenn sie älter sind, oder fangen sogar dann erst damit an. Das Alter ist für Sport und Fitneß kein Hindernis. Doch wenn wir älter werden, finden in unserem Körper einige physiologische und funktionelle Veränderungen statt, die Auswirkungen auf unseren Ernährungsbedarf haben können.

Kommt es bei Frauen zu einem Abbau der körperlichen Funktionstüchtigkeit?

Normalerweise wird der Prozeß des Alterns von einer Reihe physiologischer Veränderungen begleitet. Dazu gehören:

- eine Abnahme der aktiven Körpermasse um bis zu 20–30 Prozent, dabei stellenweise der Verlust der schnell kontrahierenden Muskeln
- eine Abnahme der Muskelkraft
- eine Abnahme der aeroben Leistungsfähigkeit (bis zu 30 Prozent)
- eine Abnahme der Produktion von Wachstumshormonen, die zu einer Verringerung der fettfreien, aktiven Körpermasse führt

- eine Verlangsamung des Grundstoffwechsels (um etwa 10 Prozent) und daher eine Abnahme des Kalorienbedarfs
- eine Minderung der Abwehrkräfte und verstärkte Anfälligkeit für Infektionen
- eine Abnahme des Bewegungsspielraums der Gelenke (bis zu 30 Prozent).

Doch keine dieser Veränderungen ist unvermeidlich; sie lassen sich alle durch regelmäßige Bewegung ganz verhindern oder drastisch verringern. Muskelgewebe läßt sich durch geeignetes Krafttraining erhalten; damit bleibt auch der Grundstoffwechsel konstant. Älterwerden bedeutet nicht, daß sich der Stoffwechsel automatisch verlangsamt; diese Veränderungen hängen mit Ihrer gesamten Körpermasse und dem Anteil der aktiven Körpersubstanz zusammen. Die meisten der funktionellen Veränderungen, die man mit dem Älterwerden verbindet, gehen zu Lasten einer Aktivitätsabnahme.

Sind ältere Sportlerinnen stärker von Dehydratation betroffen?

Studien haben gezeigt, daß die Haut bei älteren Sportlerinnen aufgrund altersbedingter Veränderungen schlechter durchblutet ist. Durch die Haut wird über das Blut Hitze aus dem Körperinneren abgegeben. Bei einer verringerten Durchblutung ist wohl auch die

Schweißbildung behindert, mit dem Ergebnis, daß Hitze schlechter abgeleitet werden kann. Bei manchen Frauen nimmt auch das Durstgefühl ab, was eine Dehydratation möglicherweise verschlimmert.

Doch ältere Sportlerinnen können mit Überhitzung genauso gut fertig werden wie jüngere. Die Wärmeregulation funktioniert zwar nicht mehr ganz so perfekt, aber daß Ihre Leistung dadurch beeinträchtigt wird, ist unwahrscheinlich, vorausgesetzt, Sie trinken gezielt ausreichende Mengen Flüssigkeit (siehe Kapitel 9: Praktische Tips zur Wettkampfvorbereitung).

Brauchen ältere Sportlerinnen zusätzlich Calcium?

Auch nach dem Erreichen der maximalen Knochenmasse (zwischen 30 und 40 Jahren) ist eine ausreichende Versorgung mit Calcium wichtig, doch wenn Sie zusätzlich Calcium aus der Nahrung oder als Zusatzpräparat zu sich nehmen, wird das den Abbau der Knochensubstanz oder eine Osteoporose leider nicht verhindern. Es gibt einige Hinweise, daß sich der altersbedingte Verlust von Knochensubstanz durch regelmäßiges Krafttraining oder Übungen mit Gewichten sowie durch Hormongaben verlangsamen läßt. Zusätzliche Calciumgaben sind aber von zweifelhaftem Wert. Manche Forscher sind der Meinung, daß der Knochenverlust dadurch gebremst wird, die Gesundheitsbehör-

den halten jedoch die Befunde nicht für ausreichend, um eine Erhöhung der empfohlenen Tagesmenge für ältere Frauen zu rechtfertigen.

Brauchen ältere Sportlerinnen zusätzliche Vitamine?

Antioxidantien können helfen, einige der Anzeichen vorzeitigen Alterns zu verhindern oder hinauszuschieben. Im Moment läßt sich das nur durch Studien mit Labortieren belegen, doch die Forschungen, die gerade am Human Nutrition Research Centre on Ageing (Zentrum für Ernährungsforschung unter dem Aspekt des Alterns) in Boston im Gange sind, sehen vielversprechend aus.

Antioxidantien wirken bei der Neutralisierung freier Radikale mit. Vitamin A (Beta-Carotin), Vitamin C und Vitamin E sind vielleicht die bekanntesten und am besten erforschten Antioxidantien, aber in der Nahrung gibt es Dutzende anderer natürlicher Substanzen (z. B. Flavonoide und Carotinoide) sowie eine Anzahl Mineralstoffe (z. B. Zink und Selen), die ebenfalls die Antioxidans-Eigenschaften besitzen.

Hartes Training kann die Antioxidantienspeicher des Körpers erschöpfen, wenn Sie nicht vorsorgen. In einer neuen Studie bekamen Läufer entweder ein Antioxidantien-Präparat oder eine Placebo-Pille. Nach sechs Wochen wiesen diejenigen, die die Antioxidantien eingenommen hatten, weniger

Tabelle 5: Optimale Versorgung mit den Vitaminen A, C, E

Vitamin A (Beta-Carotin, pro 100 g)
Optimale Zufuhr: 15–25 mg täglich

◆ Möhren (gekocht)	7,6 mg
◆ Rote Paprika (roh)	3,8 mg
◆ Spinat (gedünstet)	3,8 mg
◆ Frühlingszwiebeln (gedünstet)	2,2 mg
◆ Süßkartoffeln (gekocht)	4,0 mg
◆ Mango	1,8 mg
◆ Honigmelone	1,0 mg
◆ Getrocknete Aprikosen	0,7 mg

Vitamin C (pro 100 g)
Optimale Zufuhr: 100–150 mg täglich

◆ Schwarze Johannisbeeren	200 mg
◆ Erdbeeren	77 mg
◆ Orangen	54 mg
◆ Tomaten	17 mg
◆ Brokkoli (gekocht)	44 mg
◆ Grüne Paprika (roh)	120 mg
◆ Ofenkartoffeln	14 mg

Vitamin E (pro 100 g)
Optimale Zufuhr: 50–80 mg täglich

◆ Sonnenblumenöl	49 mg
◆ Distelöl	40 mg
◆ Olivenöl	5 mg
◆ Sonnenblumenkerne	38 mg
◆ Mandeln	24 mg
◆ Erdnüsse (frisch, ungesalzen)	10 mg
◆ Erdnußmus	5 mg

In der Bundesrepublik Deutschland gibt die Deutsche Gesellschaft für Ernährung (DGE) Empfehlungen zur Tagesmenge lediglich für Vitamin A (0,8 mg) und Vitamin C (75 mg); noch niedriger liegen die Empfehlungen in Großbritannien und den USA. Mehrere Wissenschaftler, darunter Professor ANTHONY DIPLOCK am Guys Hospital, Universität London, sind der Meinung, daß diese empfohlenen Mengen zu gering sind. Diplock nennt Zahlen für eine optimale Zufuhr, die besser vor Krankheiten schützen würde: Für Vitamin A 15–25 mg, für Vitamin C 100–150 mg und für Vitamin E 50–80 mg täglich. Alle diese Mengen liegen erheblich über dem, was der Durchschnittsverbraucher zu sich nimmt.

Schäden durch freie Radikale auf als die Läufer, die mit Placebos vorliebnehmen mußten.

Antioxidantien spielen vermutlich eine wichtige Rolle beim Schutz der Muskelfasern vor Schäden durch freie Radikale während des Trainings; sie sorgen auch dafür, daß der Muskelkater danach nicht so schlimm ausfällt. An der Universität von Birmingham nahmen freiwillige Versuchspersonen Vitamin C und Vitamin E ein, bevor und nachdem sie eine Stunde lang immer mit demselben Bein voran auf eine Stufe gestiegen waren, eine Trainingsform, die unter »Stepping« bekannt ist. Die Teilnehmer, die die Vitamin-C-Präparate eingenommen hatten, erlitten weniger Muskelschäden und erholten sich rascher. Die Forscher nahmen an, die positiven Ergebnisse seien auf die Antioxidans-Wirkung von Vitamin C zurückzuführen, das die Wände der Muskelzellen schützt.

Welche Nahrungsmittel sind gute Quellen für Antioxidantien?

Obst und Gemüse enthalten viele Nährstoffe, die antioxidierend wirken. Die Weltgesundheitsorganisation (WHO) empfiehlt täglich fünf oder mehr Portionen Obst und Gemüse – insgesamt etwa 400 Gramm. In Großbritannien werden im Moment durchschnittlich nur etwa 250 g verzehrt. Nüsse, Samen und ihre Öle sind die besten Quellen für Vitamin E. Es häufen

sich auch die Hinweise, daß *Rotwein* vor freien Radikalen schützt, wahrscheinlich weil er die Oxidation von LDL-Cholesterin hemmt. Der Rotwein ist vielleicht eine Erklärung für das »französische Paradox«, das Rätsel, weshalb die Franzosen eine so niedrige Rate von Herzerkrankungen haben, obwohl sie viel Fett essen und viel rauchen. Rotwein enthält Flavonoide aus der Schale roter Trauben.

Nach Ansicht einiger Wissenschaftler wäre es schwierig, angemessene Mengen von Vitamin A und E ausschließlich aus der Nahrung zu beziehen – die Lösung läge also in der Einnahme von Zusatzpräparaten. Andere sind mit solchen Empfehlungen vorsichtiger und halten sich an die WHO, die auf viel Obst und Gemüse setzt.

Zusammenfassung

◆ *Kohlenhydrate* sind die wichtigste Energiequelle für Sportlerinnen: Zu wenig davon kann die Leistung verringern und die Müdigkeit verstärken, während eine optimale Versorgung das Trainingsergebnis, die Leistung und die Erholungsphase bedeutend verbessern kann.

◆ Empfehlenswert ist ein Anteil der Kohlenhydrate an der gesamten Energiezufuhr von mindestens 60%.

◆ Kohlenhydratreiche Nahrungsmittel, die noch ein ganzes »Paket« anderer Nährstoffe mit enthalten, sollten den Löwenanteil ausmachen, aber auch Zucker kann von Wert sein.

- Es ist wichtig, den Verwertbarkeits-Index (VI) eines Kohlenhydratlieferanten zu berücksichtigen: Kohlenhydrate mit hohem VI bringen den größten Vorteil, wenn sie unmittelbar vor dem Training verzehrt werden, während des Trainings, falls es länger als eine Stunde dauert, und innerhalb der ersten beiden Stunden nach dem Training.

- Ihr Proteinbedarf ist höher als bei nichtaktiven Frauen. Der Bedarf der meisten Sportlerinnen wird durch den Verzehr von 1,2–1,7 g Protein pro Kilogramm Körpergewicht gedeckt – das sind dann 12–15 Prozent der gesamten Energiezufuhr.

- Fett sollte zwischen 20 und 30 Prozent Ihrer Gesamtenergie liefern.

- Schränken Sie Ihren Fettverzehr nicht zu drastisch ein: Fett ist notwendig für die Zellwände, den Schutz der inneren Organe und für das hormonelle Gleichgewicht – eine unverzichtbare Quelle von essentiellen Fettsäuren, fettlöslichen Vitaminen und Energie.

- Der Vitamin- und Mineralstoffbedarf läßt sich im allgemeinen durch eine gut geplante, ausgewogene Ernährung decken. Eine höhere Zufuhr wirkt sich auf Leistung und Gesundheit nicht unbedingt positiv aus, ein Mangel allerdings schädlich.

- Aktive Frauen sollten besonders darauf achten, genug Calcium, Eisen, Vitamin B_2 (Riboflavin) und Folsäure zu sich zu nehmen.

Tips für die Praxis

- Für optimale Leistung rechnen Sie mit 4–5 g Kohlenhydraten pro Kilogramm Körpergewicht, wenn Sie täglich weniger als 1 Stunde trainieren, 5–6 g bei 1 Stunde, 6–7 g bei 1–2 Stunden, 7–8 g bei 2–4 Stunden oder 8–10 g bei über 4 Stunden Training pro Tag.

- Damit Sie Ihre Energievorräte rasch wieder auffüllen und die Erholungsphase verkürzen, verteilen Sie Ihre Tagesration auf 5–6 mittlere Mahlzeiten und Snacks täglich.

- 2–4 Stunden vor dem Training ist eine kohlenhydratreiche Mahlzeit zu empfehlen, kurz vor dem Training noch ein Snack mit 25–50 g Kohlenhydraten (z. B. 1–2 Bananen).

- Wenn Sie länger als 1 Stunde *hart* trainieren, nehmen Sie pro Stunde zusätzlich 30–60 g Kohlenhydrate in flüssiger oder fester Form zu sich, damit Sie nicht so schnell ermüden (500–1000 ml isotonisches Sportgetränk oder 2–3 Bananen plus Wasser).

- Essen Sie innerhalb der ersten beiden Stunden nach dem Training eine kohlenhydratreiche Zwischenmahlzeit (z. B. ein Bananenbrot).

- Beziehen Sie Ihr Protein aus vielfältigen Quellen, einer Mischung aus Nahrungsmitteln mit hoher biologischer Wertigkeit (Milch, Geflügel, Eier) und Nahrungsmitteln mit niedriger biologischer Wertigkeit (Hülsenfrüchte, Getreide).

◆ Ihr Fettkonsum sollte 30 Prozent der Kalorien nicht überschreiten, schränken Sie sich aber nicht zu stark ein. Täglich 2–3 Eßlöffel Pflanzenöl, Nüsse oder Samen sorgen für essentielle Fettsäuren und ermöglichen es Ihrem Körper, fettlösliche Vitamine wie Vitamin E aufzunehmen.

◆ Es sollte Ihr Ziel sein, Ihren gesamten Vitamin- und Mineralstoffbedarf durch nährstoffreiche Lebensmittel zu decken. Ein allgemeines Multivitamin- und Mineralstoffpräparat ist ratsam, wenn Sie eine Schlankheitsdiät machen, viel reisen oder viel auswärts essen. Antioxidantien-Präparate haben möglicherweise gesundheitliche Vorteile, weil sie Schäden durch freie Radikale verringern.

◆ Nehmen Sie ohne den fachlichen Rat eines Sporternährungs-Spezialisten nicht willkürlich Präparate einzelner Vitamine oder Mineralstoffe ein.

2

Ernährung in der Schwangerschaft

ANITA BEAN

Die Erkenntnis, daß eine nährstoffreiche, ausgewogene Ernährung sowohl für die Entwicklung des Babys als auch für die Gesundheit der Mutter eine entscheidende Rolle spielt, hat sich heute allgemein durchgesetzt. Auch mehren sich die Hinweise, daß die Ernährung in der Schwangerschaft langfristige Folgen für das Kind hat, besonders, was das Risiko von Herzerkrankungen, Schlaganfällen, Diabetes und Bronchitis im späteren Leben betrifft (man kann sich das als »frühes Programmieren« vorstellen).

Viele Sportlerinnen machen sich Sorgen, daß die körperlichen und psychischen Anforderungen regelmäßigen Trainings ihre Chancen, schwanger zu werden und ein Kind erfolgreich auszutragen, beeinflussen könnten. Sie fragen sich: »Wirken sich mein niedriges Gewicht und der geringe Körperfettanteil womöglich negativ auf meine Schwangerschaft aus?« oder: »Soll ich in dieser Zeit für zwei essen oder versuchen, nicht allzu viel zuzunehmen, damit ich keine unnötigen Fettpolster ansetze?«

Dieses Kapitel wird Ihnen helfen, diese und andere Fragen zu beantworten, denn es enthält die neuesten Empfehlungen zum Thema Schwangerschaft, Ernährung und Bewegung, dazu praktische Ratschläge, wie die Ernährungsprobleme, die in dieser Zeit meist entstehen, zu lösen sind. Sie erfahren, welchen Nährstoffbedarf Sie haben und wie Sie ihn decken, damit Sie und Ihr Baby die besten Chancen auf eine gute Gesundheit haben, jetzt wie auch in Zukunft.

Kann ich schwanger werden, wenn ich wenig Körperfett habe?

Ein niedriger Körperfettanteil und ein niedriges Gewicht werden oft mit einem verringerten Spiegel von Sexualhormonen und verringerter Fruchtbarkeit in Zusammenhang gebracht. Die Schwelle, unterhalb der keine Ovulation und Menstruation mehr stattfinden (Amenorrhöe), liegt in der Regel bei 15–20 Prozent Körperfett oder einem Körperbau-Index (KI) unter 20. Um schwanger zu werden, ist ein bestimmtes Verhältnis von Körperfett zu fettfreier oder aktiver Körpermasse nötig. Körperfett ist für die Fruchtbarkeit wichtig, weil es an der Produktion von Sexualhormonen beteiligt ist, die wiederum für die Ovulation verantwortlich sind. Es kommt noch hinzu, daß Frauen mit sehr niedrigem Körperfettanteil nicht nur weniger, sondern auch weniger wirksame Formen von Östrogen produzieren, wie Studien gezeigt haben.

Wenn Ihre Menstruation unregelmäßig ist oder ganz ausbleibt, können Sie Ihre Fruchtbarkeit und damit die Aussichten auf eine erfolgreiche Empfängnis erhöhen, wenn Sie etwas (Fett) zunehmen. In der Praxis genügen eine Verringerung der Intensität des Trainings und eine kleine Erhöhung der Nahrungsmenge, um den normalen Menstruationszyklus wiederherzustellen. Ihr Gewicht und Ihr Körperfettanteil vor der Schwangerschaft sind beide für die Entwicklung Ihres Babys und das Ergebnis der Schwangerschaft wichtig. Studien haben aufgedeckt, daß ein geringes Ausgangsgewicht vor der Schwangerschaft für Ihr Baby das Risiko eines geringen Geburtsgewichts erhöht. Bevor Sie eine Schwangerschaft planen, sollten Sie dafür sorgen, daß Ihr Gewicht und Ihr Körperfettanteil in einem gesunden Bereich liegen. Das unterstützt die Empfängnis und erhöht die Wahrscheinlichkeit, daß Ihr Baby ein optimales Gewicht mit auf die Welt bringt.

Wieviel soll ich in der Schwangerschaft zunehmen?

Durchschnittlich nehmen die meisten Frauen in einer Schwangerschaft von 40 Wochen etwa 12,5 kg zu, doch jede Zunahme zwischen 11,5 und 16 kg gilt als gesund. Etwa ein Viertel davon (3–4 kg) ist das Gewicht Ihres Babys, ungefähr die Hälfte entfallen auf schwangerschaftsspezifisches Gewebe (Plazenta, Fruchtwasser, Gebärmutter, Brüste und zusätzliches Blutvolumen); ein weiteres Viertel (3–4 kg) wird als Fettspeicher angelegt. Dieses Fett lagert sich, gesteuert vom Progesteron, vor allem unter der Haut an Oberschenkeln, Hüften und am Bauch ab. Die Fettspeicher entstehen vor allem in der Schwangerschaftsmitte, sozusagen vorsorglich als Energiespeicher für die Endphase der Schwangerschaft und die Stillzeit, wenn der Energiebedarf Ihres Babys am höchsten ist.

Tabelle 6: Gewichtszunahme am Ende der Schwangerschaft

Was an Gewicht zunimmt	Gewichtszunahme in kg
Baby	3,4
Plazenta	0,65
Fruchtwasser	0,8
Gebärmutter	0,97
Brüste	0,41
Blut	1,25
Flüssigkeit außerhalb der Zellen	1,68
Fett	3,35
Insgesamt	**12,5**

In den späteren Stadien der Schwangerschaft wird das Fett mobilisiert, was noch bis kurz nach der Geburt anhält, solange der Spiegel milchbildender Hormone wie Prolaktin ansteigt. Mit anderen Worten: Verschiedene Schwangerschaftshormone veranlassen Ihren Körper, in der Schwangerschaftsmitte Fettdepots anzulegen und sie später wieder abzubauen.

Wieviel Fett gespeichert wird, ist von Frau zu Frau sehr unterschiedlich. Manche Frauen nehmen viel mehr als 3–4 Kilo Fett zu – in extremen Fällen bis zu 20 Kilo! 1990 gab das Institute of Medicine der National Academy of Sciences (Medizinisches Institut der nationalen Akademie der Wissenschaften) in den USA Richtlinien für eine optimale Gewichtszunahme heraus. Ihnen zufolge sollte Ihre Gewichtszunahme davon abhängen, wie schwer Sie bei Beginn der Schwangerschaft sind. Falls Sie bereits Übergewicht haben, sollten Sie versuchen, etwas weniger zuzunehmen als generell empfohlen. Wenn Sie untergewichtig sind, sollten Sie »aufholen« und etwas mehr als 12,5 kg zunehmen. Dann haben Sie wesentlich bessere Chancen auf einen unkomplizierten Schwangerschaftsverlauf.

Wie gefährlich ist eine zu große Gewichtszunahme?

Es ist wichtig, nicht zuviel Fett zuzunehmen. Übergewicht und eine zu starke Gewichtszunahme in der Schwangerschaft erhöhen das Risiko von Schwangerschaftsdiabetes (einer leichten Form der Diabetes). Sie verschwindet in der Regel von selbst wieder, wächst sich aber gelegentlich doch zu einem ernsteren, längerfristigen Problem aus. Weiter besteht die Gefahr eines überhöhten Blutdrucks (Präeklampsie oder EPH-Gestose), wobei eine Frühgeburt droht. Bei sehr stark übergewichtigen Frauen ist die Wahrscheinlichkeit größer, daß sie ein über-

Tabelle 7: Richtlinien für die Gewichtszunahme in der Schwangerschaft
(*National Academy of Sciences,* USA 1990)

Bei Untergewicht (KI unter 19,8)	12,5–18 kg
Bei Normalgewicht (KI 19,8–26)	11,5–16 kg
Bei Übergewicht (KI 26–29)	7–11,5 kg
Bei Fettsucht (KI über 30)	6 kg (Minimum)

KI = Körperbau-Index oder Kaup-Index;
Berechnung: Gewicht (kg) geteilt durch Größe (m) im Quadrat

großes Baby bekommen, was eine Zangengeburt oder einen Kaiserschnitt bedeuten kann. Halten Sie sich daher an die Empfehlungen in Tabelle 7.

Welche Gefahren sind mit Untergewicht in der Schwangerschaft verbunden?

Wenn Sie untergewichtig sind (wenn Ihr Körperbau-Index unter 20 liegt) oder wenn Sie Ihre Gewichtszunahme bremsen, obwohl Sie nicht übergewichtig sind, bekommt Ihr Baby die Folgen zu spüren. Studien haben gezeigt, daß eine zu geringe Gewichtszunahme in der Schwangerschaft das kindliche Wachstum ernsthaft verzögern kann, was auch schädliche Auswirkungen aufs spätere Wachstum haben kann (möglicherweise sogar auf die Entwicklung des Nervensystems und des Verhaltens). Das Baby ist mit größerer Wahrscheinlichkeit bei der Geburt untergewichtig und kleiner als der Durchschnitt. Auch der Kopfumfang ist wahrscheinlich geringer.

Wichtig ist folgende Faustregel: Wenn Sie untergewichtig sind, achten Sie darauf, daß Sie mindestens 12,5 kg zunehmen. Ist Ihr Gewicht normal, dann sollten Sie Ihre Gewichtszunahme nicht übermäßig einschränken: es dürfen ruhig um die 12,5 kg sein. Sind Sie übergewichtig, sollten Sie versuchen, etwas weniger zuzunehmen, aber sprechen Sie vorher mit Ihrem Arzt oder Ernährungsberater.

Wie viele Kalorien sollte ich zu mir nehmen?

In der frühen Schwangerschaft ist der zusätzliche Nahrungsbedarf wirklich sehr gering. Im Gegensatz zu weit verbreiteten Ansichten brauchen Sie jetzt noch keine Extra-Kalorien. Erst in den letzten drei Monaten erhöht sich der Energiebedarf spürbar, weil Ihr Baby jetzt stark wächst und Sie schwangerschaftsbedingt viel zusätzliches Gewebe produzieren. Die Gesundheitsbehörden empfehlen für diese Zeit 200 kcal/840 kJ pro Tag zusätzlich. Auch das ist keine starre Regel, weil Ihr

Bedarf von Ihrem Gewicht bei Beginn der Schwangerschaft abhängt. Übergewichtige Frauen brauchen vielleicht weniger, untergewichtige mehr.

Verändert sich mein Stoffwechsel?

Weit verbreitet, aber irrig ist die Annahme, daß sich der Stoffwechsel in der Schwangerschaft verlangsamt. Viele Frauen führen ihre übermäßige Gewichtszunahme (von Fett) auf ein Absinken des Stoffwechsels zurück. Doch es konnte nachgewiesen werden, daß das völlig falsch ist.

Forscher am Dunn Clinical Nutrition Centre überwachten den Stoffwechsel von Britinnen und Gambierinnen vor und während der Schwangerschaft. Ein interessanter Befund dabei war, daß sich der Stoffwechsel von Britinnen, die leicht mollig waren, in der Schwangerschaft sogar *erhöhte*! Der Stoffwechsel sehr dünner Britinnen und Gambierinnen verlangsamte sich in der Schwangerschaft tatsächlich, vermutlich, weil der Körper um den Erhalt seiner Energie bestrebt war. Das heißt demnach, daß sich der Körper an eine sehr breit gefächerte Kalorienzufuhr anpaßt.

Der Kohlenhydrat-, Fett- und Eiweißstoffwechsel verändert sich in der Schwangerschaft aufgrund der anderen Hormonlage. An allererster Stelle steht nun für Ihren Körper die Aufgabe, für eine beständige Glukoseversorgung Ihres Babys zu sorgen, daher stellt er sich so um, daß er Fett als Brennstoff

besser nutzen kann. Die Hormonveränderungen sorgen auch dafür, daß Ihr fettfreies Körpergewebe erhalten bleibt und nicht zur Energieproduktion abgebaut wird, außer im äußersten Notfall.

Beschert Ihnen eine Schwangerschaft lebenslange Gewichtsprobleme?

Es ist völlig normal und auch notwendig, daß der Körper in der Schwangerschaft einige zusätzliche Fettdepots anlegt. Das ist eine Vorbereitung aufs Stillen und auch die Vorsichtsmaßnahme der Natur für den Fall einer Hungersnot in der späteren Schwangerschaft. Die Fettzunahme sollte durchschnittlich 3–4 kg betragen, und das meiste davon (wenn nicht alles) wird rasch für die Milchproduktion verbraucht, wenn Sie anfangen zu stillen.

Es gibt keinen Grund, weshalb Sie sich durch eine Schwangerschaft ein langfristiges Gewichtsproblem zuziehen sollten. Es konnte gezeigt werden, daß Frauen, die in der Schwangerschaft extrem viel zunahmen, schon vorher übergewichtig waren oder sich zumindest mit einem Gewichtsproblem herumschlugen, bevor sie schwanger wurden. Einer anderen Theorie zufolge drücken viele Frauen ihr Gewicht durch Diäten künstlich nach unten, bevor sie heiraten oder schwanger werden, um dem Partner zu gefallen. Wenn sie einmal schwanger sind und sehen, wie sie unaufhaltsam in die Breite gehen, geben sie den Kampf um die schlanke Linie endgültig auf und benutzen die Schwangerschaft als willkommene Ausrede, wenn sie beim Essen über die Stränge schlagen. So kommt es zu übermäßigen Gewichtszunahmen. Wer in der Schwangerschaft mehr als die normalen 3–4 kg Fett zunimmt, kann das Übergewicht ohne gesundheitliches Risiko durch eine gesunde, fettarme Diät in Verbindung mit regelmäßiger Bewegung nach und nach abbauen, sobald die Stillzeit vorbei ist (siehe Kapitel 7). Es ist nicht zu empfehlen, in der Stillzeit die Kalorienzufuhr zu beschränken, weil Sie dabei riskieren, nicht genügend von den wichtigen Nährstoffen (z. B. Calcium, essentielle Fettsäuren) zu erhalten, die für die Milchproduktion nötig sind.

Ist es gefährlich, sich in der Schwangerschaft beim Essen einzuschränken?

Eine Einschränkung der Nahrungszufuhr kann zu allen möglichen Komplikationen führen, außer, Sie holen den fachlichen Rat eines Ernährungsberaters ein. Für schlanke Sportlerinnen ist es oft schwierig, eine Zunahme an Gewicht und Fett zu akzeptieren. Vielleicht geraten Sie in Versuchung, die Fettzunahme zu begrenzen, indem Sie weniger essen, aber dann bekommen Sie es möglicherweise mit einer Reihe ernsthafter Probleme zu tun.

Erstens können Sie damit das Wachstum und die Entwicklung Ihres Babys beeinträchtigen. Im allgemeinen gilt: Je geringer Ihre Kalorienzufuhr, desto geringer das Gewicht Ihres Babys. In einer Studie über Frauen im Londoner Stadtteil Hackney zum Beispiel waren die Babys von Frauen mit der niedrigsten Kalorienzufuhr (1600 kcal/ 6720 kJ täglich) häufiger untergewichtig.

Zweitens fällt Ihr Blutzuckerspiegel, wenn Sie eine Mahlzeit überspringen oder lange Pausen zwischen den Mahlzeiten einschieben. Das kann schädliche Auswirkungen auf Ihr Baby haben, das für seine Entwicklung auf eine kontinuierliche Versorgung mit Blutzucker aus Ihrem gemeinsamen Blutkreislauf angewiesen ist. Denken Sie daran, daß Ihr Baby keinerlei Energievorräte besitzt und daher von der konstanten Energie- und Nährstoffzufuhr durch Sie völlig abhängig ist.

Drittens besteht die Gefahr, daß Sie selbst nicht genügend Nährstoffe bekommen, um Ihre eigenen Nährstoffspeicher zu erhalten *und* Ihr Baby zu ernähren. Im allgemeinen wird Ihr Baby sich von Ihrem Körper nehmen, was es braucht, aber wenn Ihre Vorräte erschöpft sind, wird auch Ihr Kind darunter leiden. Das Ergebnis könnten bei Ihnen leere Eisenspeicher und ein erhöhtes Risiko früher Osteoporose sein, wenn Sie sich nicht genügend Nährstoffe wie Eisen und Calcium zuführen.

Brauche ich zusätzlich Fett?

Bestimmte Typen von Fett sind in der Schwangerschaft besonders wichtig, daher müssen Sie sie regelmäßig in Ihre Ernährung einbeziehen.

Die beiden essentiellen Fettsäuren (Linolsäure und Linolensäure) können nicht vom Körper selbst hergestellt werden. Sie werden in Arachidonsäure bzw. Docosahexaensäure umgewandelt, die von entscheidender Bedeutung für die Entwicklung des Gehirns und des zentralen Nervensystems sind. Diese Säuren werden auch für die Zellentwicklung und gesunde Spermien gebraucht (sorgen Sie also dafür, daß auch Ihr Partner genug davon bekommt). Ein Mangel an diesen Fettsäuren kann die Gehirnentwicklung Ihres Babys beeinträchtigen.

Sportler, die sich sehr fettarm ernähren, müssen unbedingt darauf achten, auch essentielle Fettsäuren in den Speiseplan einzubeziehen; besonders wichtig ist das noch vor der Empfängnis und in der Schwangerschaft. Das kann bedeuten, daß Sie die Fettmenge, die Sie normalerweise essen, leicht erhöhen müssen. Gute Quellen essentieller Fettsäuren sind Pflanzenöl (Sonnenblumenöl, Rapsöl), fetter Fisch (Sardinen, Makrele), Nüsse und Samen. Ein Eßlöffel Öl oder 25 g Nüsse oder Samen täglich bieten eine ausreichende Versorgung mit essentiellen Fettsäuren. Experten empfehlen auch, mindestens einmal die Woche fetten Fisch zu essen.

Brauche ich zusätzlich Vitamine?

In der Schwangerschaft besteht ein erhöhter Bedarf an den meisten Vitaminen und Mineralstoffen, besonders in den letzten drei Monaten. Der Bedarf Ihres Babys wird zum größten Teil durch Ihre vorhandenen Mineralspeicher und Depots fettlöslicher Vitamine gedeckt; trotzdem raten die Gesundheitsbehörden zu einer mäßig gesteigerten Zufuhr von Thiamin (Vitamin B_1), Riboflavin (Vitamin B_2), Folsäure sowie der Vitamine A, D und C.

Theoretisch sollten Sie in der Lage sein, alles, was Sie brauchen, durch Ihre Ernährung zu decken, doch ist es vielleicht vernünftig, vorsichtshalber ein Multivitamin- und Mineralstoffpräparat einzunehmen. Fragen Sie Ihren Arzt danach, wie weit die Kosten dafür von den Krankenkassen übernommen werden.

Soll ich ein Folsäure-Ergänzungspräparat nehmen?

Die britischen Gesundheitsbehörden raten allen Frauen, die eine Schwangerschaft planen, ihre Ernährung durch 400 µg (0,4 mg) Folsäure zu ergänzen. Folsäuremangel wurde nämlich mit einem erhöhten Risiko von Rückenmarksdefekten wie Spina bifida bei Neugeborenen in Zusammenhang gebracht. Studien haben gezeigt, daß sich dieses Risiko verringern läßt, wenn vor der Empfängnis und in der frühen Schwangerschaft dieses Vitamin, das zum B-Komplex gehört, in hohen Gaben (durch Ergänzungspräparate) eingenommen wird. Zwar ist das Risiko bei Frauen, die bereits ein geschädigtes Kind haben, größer, doch die Empfehlung der Behörden gilt für alle Frauen, weil 95 Prozent der Babys mit einem solchen Defekt Erstgeborene sind.

Ein Erwachsener nimmt durchschnittlich nur etwa 130 µg Folsäure pro Tag zu sich. Sie können die Zufuhr außer durch Zusatzpräparate auch erhöhen, wenn Sie mehr folsäurereiche Nahrungsmittel oder mit Folsäure angereicherte Lebensmittel wie manche Frühstücksflocken essen. Obst, Gemüse und Hefeextrakt sind die besten Folsäurequellen unter den Nahrungsmitteln und liefern Ihnen gleich ein ganzes Bündel anderer Nährstoffe mit. Weitere Informationen können Sie der Tabelle 8 entnehmen.

Brauche ich zusätzlich Mineralstoffe?

Es gibt keine offiziellen Empfehlungen für die Mineralstoffzufuhr in der Schwangerschaft. Aber es ist sicher gut, wenn Sie dafür sorgen, daß Sie etwas mehr als sonst davon zu sich nehmen, damit Ihre Speicher gut gefüllt sind.

Calcium

Calcium wird für die Entwicklung der Knochen und der Zähne benötigt, und es gibt Hinweise, daß Calcium eventuell auch eine Rolle bei der Regulie-

Tabelle 8: Folsäuregehalt von Lebensmitteln

Nahrungsmittel	Portionsgröße	Folsäure (µg pro Portion)
Brokkoli	100 g	64
Ofenkartoffeln	200 g	88
Rote Bete	100 g	110
Rosenkohl	100 g	110
Weißkohl	100 g	29
Pilze (roh)	50 g	22
Spinat	100 g	90
Kichererbsen (gekocht)	150 g	81
Banane	1 Stück	15
Orangen	1 Stück	50
Bran Flakes (angereichert)	40 g	100
Cornflakes (angereichert)	40 g	100
Hefeextrakt	4 g	40

rung des Blutdrucks in der Schwanger-schaft spielt. Der Calciumbedarf erhöht sich in der Schwangerschaft, vor allem in den letzten 10 Wochen, wenn die Knochen Ihres Babys rasch wachsen. Trotzdem gibt es keine Empfehlung, den Verzehr von Calcium zu erhöhen, da der gesteigerte Bedarf Ihres Babys durch Ihre vorhandenen Calciumspei-cher (Ihre Knochen) und die verstärkte Resorption von Calcium aus der Nah-rung gedeckt wird.

Eisen

Eisen ist für die Produktion von Hämo-globin in den roten Blutkörperchen nötig. In der Schwangerschaft werden mehr rote Blutkörperchen produziert, um Sauerstoff zu Ihrem Baby zu trans-portieren. Etwa ein Drittel Ihrer Ei-senspeicher werden für diesen Zweck verwendet, daher ist es wichtig, daß Sie aus Ihrer Nahrung genügend Eisen be-ziehen, um einer Anämie vorzubeugen. Zur Deckung des erhöhten Bedarfs nimmt die Eisen-Resorptionsfähigkeit in der Schwangerschaft zu. Normaler-weise nutzt der Körper nur 7–10 Pro-zent des Eisens in der Nahrung, gegen Ende der Schwangerschaft jedoch bis zu 30–40 Prozent.

Die empfohlene Tagesmenge Eisen be-trägt 14,8 mg; es gibt keine offiziellen Empfehlungen, diese Menge zu er-höhen oder routinemäßig Eisenpräpa-rate einzunehmen. Doch viele Sport-lerinnen haben, obwohl sie nicht anämisch sind, geringe Eisenspeicher, so daß in oder nach der Schwanger-schaft das Risiko einer Eisenmangel-Anämie groß ist. Eisenpräparate sind daher vielleicht doch ratsam; sprechen Sie mit Ihrem Arzt darüber. Tabelle 9 liefert weitere Informationen.

Zink

Zink spielt eine Rolle bei der Zellteilung und ist daher wesentlich für das Wachs-tum Ihres Babys. Wie beim Eisen stammt das zusätzlich benötigte Zink zum Teil aus Ihren Speichern, zum Teil aus der Nahrung, aus der der Darm es in dieser Zeit besser resorbieren kann. Daher gibt es keine offiziellen Empfeh-lungen für einen erhöhten Verzehr oder für Zusatzpräparate. Zink ist auch für gesundes Sperma wichtig; achten Sie also darauf, daß Ihr Partner reichlich davon bekommt, wenn Sie eine Schwangerschaft planen!

Wurde Ihnen geraten, Eisenpräparate einzunehmen, brauchen Sie vielleicht auch ein Zinkpräparat oder ein Multi-vitamin-Präparat, da eine erhöhte Ei-senzufuhr die Zinkresorption hemmen kann. Falls Sie im Zweifel sind, sollten Sie sich von Sporternährungs-Fachleu-ten beraten lassen.

Was hat es mit den Eßgelüsten auf sich?

Veränderungen im Geschmacksempfin-den und verstärkter Appetit sind bei Schwangeren schon sprichwörtlich; ob es tatsächlich echte physiologische Gründe dafür gibt, ist noch offen. Viele Frauen entwickeln einen kräftigen

Appetit und haben oft einen Heißhunger auf bestimmte Nahrungsmittel. Wenn Ihre Ernährung ansonsten ausgewogen ist, dann ist das nicht weiter problematisch, vor allem wenn es Sie nach einigermaßen Gesundem gelüstet. Falls Sie weniger gesunden Gelüsten nachgeben müssen, tun Sie es bitte nur in Maßen und achten darauf, daß Sie anderweitig genügend Nährstoffe bekommen. Ein guter Kompromiß sind gesündere Versionen von Leckereien, die zur Ernährung wenig beisteuern, zum Beispiel Rosinenbrötchen statt Sahnetorte. Viele Frauen mögen in den ersten Monaten nichts Fettes oder Fritiertes, keinen Alkohol, kein Fleisch, keinen Kaffee oder gewürzte Speisen. Auch das ist kein Problem, vorausgesetzt, Ihr Speiseplan ist ansonsten nahrhaft und Sie trinken viel, zum Beispiel Kräuter- und Früchtetees, Wasser und verdünnten Obstsaft anstelle von Kaffee und Tee.

Kann ich gegen Übelkeit etwas tun?

Über die Hälfte aller Schwangeren leiden an morgendlichem Erbrechen, Übelkeit oder Sodbrennen. Diese Symptome sind wohl auf den dramatischen Anstieg bestimmter Hormone zurückzuführen, zum Beispiel des von der Plazenta produzierten Wachstumshormons HCG (Choriongonadotropin). Um Ihr Baby brauchen Sie sich keine Sorgen zu machen, denn es wird durch Ihre Nährstoffspeicher versorgt und gegen Mangelzustände gut geschützt. Um die Übelkeit zu lindern, versuchen Sie, in regelmäßigen Abständen kleine, kohlenhydratreiche Mahlzeiten zu essen: ein Brötchen mit Banane, Frühstücksflocken, Trockenfrüchte, Joghurt oder Reiswaffeln mit Fruchtaufstrich. Bei morgendlichem Erbrechen helfen manchmal kandierter Ingwer, Ingwer-

Tabelle 9: Der Eisengehalt in Lebensmitteln

Nahrungsmittel	Portionsgröße	Eisengehalt (mg/Portion)
Rindfleisch (Durchschnitt)	100 g	2,8
Hähnchenfleisch	150 g	1,2
Sardinen	50 g	2,3
Linsen (gekocht)	120 g	4,0
Weiße Bohnen in Tomatensauce (Dose)	200 g	2,8
Eier	2 Stück	1,6
»Weetabix« (Frühstücksflocken)	2 Stück	3,0
Brokkoli	100 g	1,0
Spinat	100 g	1,7
Vollkornbrot	2 Scheiben	1,3

Tabelle 10: Quellen wichtiger Vitamine und Mineralstoffe

Calcium	Fettarme Milch, Joghurt, Käse, Frischkäse, Quark, dunkelgrünes Gemüse, Hülsenfrüchte, Mandeln, Sardinen, Krabben, Feigen
Eisen	Rotes Fleisch, Leber, Vollkornbrot, Vollkorn- oder angereicherte Frühstücksflocken, dunkelgrünes Gemüse, Hülsenfrüchte, Bananen
Zink	Rotes Fleisch, Vollkornbrot und -getreide, Nüsse, Samen, Eier
Folsäure	Grüne Blattgemüse, Leber, Vollkorngetreide, Eier, Hülsenfrüchte, Bananen
Vitamin D	Fetter Fisch, Eier, Margarine, angereicherte Frühstücksflocken
Vitamin-B-Komplex	Vollkorngetreide, Hülsenfrüchte, Nüsse, Fleisch, Milch, Käse
Vitamin C	Erdbeeren, Himbeeren, schwarze Johannisbeeren, Orangen, grünes Gemüse, Paprikaschoten, Orangensaft, Tomaten

plätzchen, Cracker oder Toast. Und wenn Ihnen nach seltsamen Zusammenstellungen zumute ist, zum Beispiel Brot mit Hefepaste und sauren Gurken, dann tun Sie sich keinen Zwang an! Es ist besser, irgend etwas zu essen als überhaupt nichts. Milchgetränke können Sodbrennen lindern. Mixen Sie sich aus fettarmer Milch, Obst und Joghurt Ihre eigenen Milchshakes, oder nehmen Sie ein fertiges Mixgetränk und gießen Sie noch Milch dazu. Sie sollten überhaupt reichlich trinken.

Sollte ich auf Coffein verzichten?

Es gibt keine überzeugenden Hinweise, daß sich in Maßen genossenes Coffein auf die Schwangerschaft negativ auswirkt. Einige frühe Studien kamen zu dem Schluß, daß ein hoher Coffeinkonsum sowohl die Fruchtbarkeit und das Geburtsgewicht verringert als auch die Gefahr von Defekten erhöht. Diese Studien ließen sich jedoch nicht bestätigen, und neuere, umfassendere Untersuchungen konnten keinerlei negative Wirkungen feststellen.

Ihr Körper baut in der Schwangerschaft Coffein langsamer ab, vor allem in den

Tabelle 11: Tages-Speiseplan für Schwangere
Auch für Vegetarierinnen geeignet

Frühstück	50 g Bran Flakes mit 1 Banane und 300 ml fettarmer Milch *oder* 2–3 Scheiben Vollkorntoast, Hefepaste und Obst
Zwischenmahlzeit	Ein Stück Obst; 1 Joghurt oder Getränk mit fettarmer Milch
Mittagessen	Große Ofenkartoffel mit 100 g Thunfisch *oder* Weiße Bohnen in Tomatensauce (Dose) auf Vollkorntoast Salat mit 1 EL Essig-Öl-Dressing Quark und frisches Obst
Zwischenmahlzeit	Brötchen oder Rosinenbrötchen Verdünnter Fruchtsaft
Abendessen	200 g gekochte Nudeln und Tomatensauce mit magerem Hackfleisch/Fisch/Schinken *oder* Nudeln mit Linsen/Gemüsesauce Große Portion Gemüse oder Salat Milchreis mit Obst

Energie: 2200 kcal/9240 kJ; Kohlenhydrate: 60%;
Protein: 20%; Fett: 20%

letzten drei Monaten. Coffein tritt ungehindert durch die Plazentaschranke, aber es gibt keine Hinweise darauf, daß ein mäßiger Konsum schädlich sein könnte. Viele Schwangere entwickeln ohnehin eine Abneigung gegen Kaffee und Tee, doch die physiologischen Gründe dafür sind nicht bekannt. Wenn Sie also gern Kaffee und Tee trinken, gibt es keinen Grund, weshalb Sie diese Getränke nicht in Maßen weitertrinken sollten – 4–5 Tassen täglich schaden auf keinen Fall, sofern Sie sie nicht zu stark zubereiten.

Darf ich Alkohol trinken?

Ein gelegentliches Gläschen wird Ihnen oder Ihrem Baby sicher nicht schaden, aber Trinken in größerem Ausmaß (mehr als 30 Glas die Woche) kann das Wachstum und die geistige Entwicklung hemmen und zur sogenannten *Alkoholembryopathie* führen. Weil Alkohol aus Ihrem Blutkreislauf ungehindert über die Plazenta in das Blut Ihres Babys übergeht, kann ein hoher Alkoholspiegel seine Entwicklung beeinträchtigen.

Das Royal College of Physicians empfiehlt, zur Sicherheit während der Schwangerschaft auf Alkohol ganz zu verzichten, vor allem in den ersten drei Monaten. Danach sollten Sie sich auf 1–2 Glas am Tag, ein- bis zweimal die Woche, beschränken. Ein Glas entspricht dabei einem kleinen Bier, einem Glas Wein oder 2 cl Spirituosen.

Ist Vitamin A in der Schwangerschaft schädlich?

Vitamin A ist an und für sich nicht schädlich, sondern für eine gesunde Schwangerschaft sogar unerläßlich, weil es für die Teilung und das Wachstum der Zellen benötigt wird. Der Grund, weshalb es vor kurzem in die Schlagzeilen kam, sind Geburtsanomalien in einigen Fällen, in denen Mütter in den USA Megadosis-Ergänzungspräparate eingenommen hatten (über 8000–10000 µg Vitamin A täglich). Diese Mengen liegen jedoch über dem Zehnfachen unseres Tagesbedarfs (700 µg täglich).

Als Vorsichtsmaßnahme empfehlen die britischen Gesundheitsbehörden schwangeren Frauen, keine Vitamin-A-Ergänzungspräparate oder Lebertrankapseln einzunehmen, es sei denn auf ärztliche Verordnung. Empfohlen wird auch der Verzicht auf Leber (und Produkte daraus, wie Leberpastete und Leberwurst), da Vitamin A darin manchmal in hohen Konzentrationen vorkommt.

Andere Vitamin-A-Quellen wie Milch, Käse, Eier und Möhren bergen keinerlei Risiko, weil sie viel geringere Mengen des Vitamins enthalten. Bisher ist nur ein Fall von Vitamin-A-Toxizität bekannt geworden bei einer Frau, die zuviel Leber aß. Die Gefahr einer Überdosierung von Vitamin A ist reell also äußerst gering.

Sind mein Baby und ich durch Listeriose gefährdet?

Listeriose ist eine Erkrankung, die durch das Listeria-Bakterium verursacht wird, das sich auf bestimmten Nahrungsmitteln ansiedeln kann.

Listeriose kommt recht selten vor, die Symptome dieser Infektionskrankheit sind grippeähnlich. Schwangere sind schwerer betroffen; bei ihnen kann Listeriose eine Fehl- oder Totgeburt oder eine schwere Erkrankung des Neugeborenen auslösen.

Im Gegensatz zu den meisten Bakterien kann sich Listeria bei den niedrigen Temperaturen vermehren, wie sie im Kühlschrank herrschen. Das kann bei manchen Käsesorten zum Problem werden, wenn sie nach der Herstellung mit Listeria-Bakterien kontaminiert wurden und der Käse bei niedrigen Temperaturen ziemlich lange reift, wobei die Bakterien Gelegenheit zur Vermehrung haben.

Die britischen Gesundheitsbehörden empfehlen schwangeren Frauen deshalb folgendes:

◆ Vermeiden Sie Weichkäse mit Schimmelrinde wie Camembert und Brie, auch Blauschimmelkäse wie Gorgonzola. Hartkäse, körniger Frischkäse und Schmelzkäse sind nicht betroffen.

◆ Erhitzen Sie Essensreste vom Vortag und gekühlte Fertigmahlzeiten gründlich durch.

◆ Meiden Sie Fleischpasteten und nicht ganz durchgegartes Geflügel oder Fleischprodukte wie beispielsweise Roastbeef.

◆ Salat, Gemüse und Obst sollten Sie immer gründlich waschen.

◆ Achten Sie bei gekühlten Fertiggerichten aufs Verfallsdatum.

◆ Lagern Sie Gekochtes und rohe Nahrungsmittel im Kühlschrank immer getrennt.

Bin ich durch Salmonellen gefährdet?

In der Schwangerschaft ist die Anfälligkeit für eine Salmonellenvergiftung höher als sonst. Sie schadet Ihrem Baby nicht weiter, führt aber bei Ihnen zu Durchfall und Erbrechen. Das Risiko läßt sich wie folgt verringern:

◆ Meiden Sie rohe oder nur weich gekochte Eier und Speisen, die diese enthalten (z. B. Mayonnaise, Zabaione, Tiramisu).

◆ Kochen Sie Eier immer so lange, bis Eigelb und Eiweiß fest sind.

◆ Garen Sie Geflügel immer ganz durch.

◆ Achten Sie darauf, daß sich in rohem Geflügel eventuell enthaltene Erreger nicht auf andere Nahrungsmittel übertragen können: Halten Sie die Arbeitsflächen sauber und bewahren Sie rohe und gekochte Speisen im Kühlschrank getrennt auf.

◆ Erhitzen Sie gegartes Geflügel beim Aufwärmen gründlich durch.

Soll ich in der Schwangerschaft mein Training einstellen?

Wenn Sie an regelmäßiges Training gewöhnt sind, gibt es keinen Grund, weshalb Sie in der Schwangerschaft damit aufhören sollten. Trainieren Sie auf jeden Fall weiter, solange Sie sich dabei wohl fühlen und nicht übermäßig unter Müdigkeit oder Übelkeit leiden – obwohl Sie Ihr normales Trainingsprogramm vielleicht etwas abändern müssen. Bewegung bringt in der Schwangerschaft sogar viele körperliche und psychische Vorteile. Frauen mit sehr schlechter Kondition allerdings, die vorher nicht regelmäßig trainiert haben, ist abzuraten, ein intensives Trainingsprogramm zu beginnen.

Im Unterschied zu vorher sollten Sie jetzt allerdings darauf abzielen, Ihre Kondition zu *erhalten* anstatt zu steigern. In der Praxis bedeutet das, Intensität und Umfang Ihres Trainings zu reduzieren. Ihre Kondition wird sich dadurch nicht verschlechtern, weil auch die Schwangerschaft für Ihren Körper ein ganz natürliches Training ist.

Die stark gesteigerte Östrogenproduktion regt die Bildung von Knochensubstanz und fettfreiem Gewebe einschließlich der Skelettmuskulatur an. Der Herzmuskel wird kräftiger, die Pulsfrequenz und das Blutvolumen nehmen zu. Der erhöhte Progesteronspiegel entspannt die glatte Muskulatur, die auch die Blutgefäße umgibt, damit sie das erhöhte Blutvolumen bewältigen können. Alle diese Veränderungen gleichen dem Effekt regelmäßigen körperlichen Trainings!

Bei fortschreitender Schwangerschaft schränken Sie die Intensität und Dauer Ihres Trainings allmählich ein. Viele fitte Frauen stellen fest, daß sie bis zur dreißigsten Woche oder sogar länger trainieren können. Es gibt keine Terminempfehlung, wann Sie Schluß machen sollten – hören Sie aufmerksam auf Ihren Körper, halten Sie sich an die Vorsichtsregeln, die in diesem Kapitel eingehend erläutert werden, und stellen Sie Ihr Training ein, wenn Sie eines der Symptome aus Tabelle 12 (S. 50) wahrnehmen beziehungsweise wenn die Wehen einsetzen.

Welche Vorteile bringt regelmäßiges Training in der Schwangerschaft?

Regelmäßiges Training erhält Sie fit für die körperlichen Anforderungen der Schwangerschaft. Ihre Haltung verbessert sich, so daß Sie weniger unter haltungsbedingten Problemen wie Rückenschmerzen, Gelenkbeschwerden und Lordose (übermäßige Rückwölbung der Lendenwirbel) leiden werden. Häufige Schwangerschaftsbeschwerden wie Müdigkeit, Übelkeit, Verstopfung, Krampfadern und Wasseransammlungen lassen sich dadurch mildern, und die Wahrscheinlichkeit ist geringer, daß Sie zuviel zunehmen. Auch schaffen Sie damit die besten Voraussetzungen für eine leichtere Geburt.

Regelmäßiges Training wirkt sich auf die Psyche wohltuend aus, verringert zum Beispiel Streß und Angst, steigert das allgemeine Wohlbefinden, verbessert das Selbstwertgefühl und das Körperbild.

Es gibt Hinweise, daß körperliches Training in der Anfangszeit der Schwangerschaft das Wachstum der Plazenta anregt, deren Funktion sich durch weiteres fortgesetztes Training bis um etwa 30 Prozent verbessern kann, was bedeutet, daß Ihr Baby optimal mit Blut und Sauerstoff versorgt wird.

Gibt es etwas, was ich beim Training besonders beachten sollte?

Sie sollten alle Aktivitäten meiden, die großen Druck auf Ihre Gelenke ausüben oder sie stark belasten. Überstrecken Sie die Gelenke nicht und meiden Sie allzuviel Bewegung im Gelenkbereich, da sich die Bänder (die die Gelenke unterstützen) unter dem Einfluß des Hormons *Relaxin* lockern. Am stärksten gefährdet sind die Gelenke im Beckengürtel und im Kreuz-

bereich, vor allem im zweiten und dritten Schwangerschaftsdrittel.
Aus diesem Grund meiden Sie am besten länger anhaltende Aktivitäten, bei denen Sie starken Erschütterungen ausgesetzt sind, zum Beispiel Laufen (und alle Sportarten, bei denen Sie viel laufen müssen), Springen, plyometrisches Krafttraining (Niedersprünge mit anschließendem Hochsprung) und intensives Aerobictraining. Auch sollten Sie beim Training mit Gewichten keine sehr schweren Gewichte benutzen und besonders sorgfältig auf eine korrekte Technik achten. Um die Belastung für Ihre Gelenke so gering wie möglich zu halten, sollten Sie in Ihr Training Sportarten einbauen, die den Körper wenig erschüttern, wie Schwimmen, Gehen, sanfte Gymnastik, leichtes bis mittleres Gewichtstraining, leichtes Zirkeltraining, Aqua-Gymnastik und jeden Sport, bei dem Sie nicht viel laufen oder springen müssen. Eine wiederholte starke Belastung Ihrer Gelenke und Muskeln können Sie vermeiden, wenn Sie beim Training verschiedene Muskelgruppen beanspruchen (z. B. durch die Verbindung von Übungen für den Ober- und den Unterkörper) oder zwischen verschiedenen Bewegungsformen wechseln (z. B. beim Cross-Training).
In der Schwangerschaft wird eine gute Technik noch wichtiger; achten Sie auf eine gute Ausrichtung der Gelenke in der gleichen Ebene (z. B. Hüften, Knie, Knöchel) und meiden Sie einseitige Belastungen (z. B. Training gegen asymmetrische Widerstände).

Es ist sowohl für Sie selbst als auch für Ihr Baby wichtig, daß Ihre Körpertemperatur nicht über 38° C ansteigt. Ein Überhitzen (Hyperthermie) kann der Entwicklung Ihres Babys theoretisch schaden und sein Wachstum verlangsamen. Um Hitzestreß zu vermeiden, empfiehlt das American College of Obstetricians and Gynaecologists, die Dauer intensiver Anstrengung auf 15 Minuten zu beschränken und darauf zu achten, daß der Puls über längere Zeiträume hinweg nicht schneller wird als 140 Schläge pro Minute. Weitere vernünftige Vorsichtsmaßnahmen: Trainieren Sie mit geringer Leistungsintensität, gut unterhalb Ihres Maximalniveaus (bleiben Sie unter 65 Prozent des VO_{2max}, das heißt, Ihrer aeroben Kapazität bzw. des maximalen Sauerstoffaufnahmevermögens); sorgen Sie dafür, daß die Trainingsräume gut belüftet und nicht zu warm sind, und lassen Sie sich nach dem Training genügend Zeit zum Abkühlen.
Die Gefahr von Hitzestreß ist bei Frauen mit guter Kondition geringer, da ihre Wärmeregulation besser funktioniert als bei jenen Frauen, die erst mit Sport beginnen.
Achten Sie bewußt darauf, die Intensität Ihres Trainings wirklich zu verringern. In der Schwangerschaft unterschätzen Sie den Grad Ihrer Belastung leicht, weil der Beta-Endorphin-Spiegel (der Spiegel der vom Gehirn produzierten »Schmerzkillerhormone«) erhöht ist und Sie deshalb nicht merken, wie sehr Sie sich anstrengen.

Soll ich bestimmte Übungen vermeiden?

Das American College of Obstetricians and Gynaecologists empfiehlt, nach dem vierten Schwangerschaftsmonat auf alle Übungen in Rückenlage zu verzichten. Dabei drückt die Gebärmutter mit ihrem erhöhten Gewicht auf die *Vena cava* (die Hauptvene, die das Blut zum Herzen zurückführt), was zu einem Blutdruckabfall, Schwindel und Ohnmacht führen kann.

Bei den meisten Frauen teilt sich in der zwanzigsten Schwangerschaftswoche der Bauchmuskel der Länge nach, um Platz fürs Baby zu schaffen. Ist dieser Fall einmal eingetreten, sollten Sie keine anstrengenden Bauchmuskelübungen mehr machen, da dabei die Muskelstränge ungleich belastet werden und sich das Bindegewebe an der Bauchmittellinie (*Linea alba*) entlang hochwölbt. Ein Aufsitzen aus der Rückenlage heraus ist daher zu vermeiden, wenn der Bauch beim Liegen nicht mehr flach gehalten werden kann. Als alternative Bauchübung ist das Einziehen des Schambeins im Vierfüßlerstand zu empfehlen.

Vermeiden Sie auch ein übermäßiges Zurückwölben des Rückens, da dabei die gelockerten Bänder des Kreuz-Darmbeingelenks überdehnt werden; die Folge sind Rückenschmerzen und Lordose. Abzuraten ist auch von einer Erhöhung des Drucks im Bauch durch starke Anspannung der Bauchmuskulatur (z. B. beim Heben schwerer Gewichte oder bei Übungen gegen Widerstand), da sich dabei der Blutdruck erhöhen und die Blutversorgung des Fötus verringern kann. Vermeiden Sie isometrische Übungen (statische oder Halteübungen), wie beispielsweise das längere Halten der Arme über dem Kopf, weil auch dadurch der Blutdruck steigen kann.

Wie steht es mit Beckenbodenübungen?

Die Muskeln des Beckenbodens verbinden Scham- und Steißbein wie eine straffe Hängematte, die die Bauchorgane trägt (z. B. Gebärmutter, Blase, Darm usw.). In der Schwangerschaft und bei der Geburt werden diese Muskeln besonders belastet, daher ist es wichtig, sie täglich durch Beckenbodenübungen (Kegelübungen) zu stärken. Damit beugen Sie auch häufigen Beschwerden wie Hämorrhoiden, Verstopfung und Harninkontinenz vor und ebnen den Weg für eine leichtere Geburt.

Was sollte ich sonst noch beachten?

Tragen Sie beim Training einen gut stützenden BH und die richtigen Schuhe, damit Sie keine Rücken- und Gelenkbeschwerden bekommen.

Achten Sie immer auf Ihre Haltung. So können Sie die Belastung Ihrer Kreuzgegend, die durch den Zug Ihrer Gebärmutter nach unten entsteht, möglichst gering halten. Beim Stehen machen Sie

Tabelle 12: Gründe für einen Trainingsabbruch

Wenn Sie eines der folgenden Symptome beobachten, beenden Sie Ihr Training und wenden sich an einen Arzt oder eine Hebamme.

- Vaginalblutung
- Sehr rascher Puls
- Schwindel oder Ohnmacht
- Schmerzen in der Beckengegend
- Übelkeit

- Kurzatmigkeit
- Uteruskontraktionen
- Rückenschmerzen
- Bauchschmerzen
- Starke Müdigkeit

---

die Wirbelsäule lang, ziehen die Bauchmuskeln an, lassen die Schultern entspannt nach unten hängen und heben den Brustkorb. Die Knie sollten immer locker sein. Beim Sitzen achten Sie auf eine aufrechte Wirbelsäule und stützen sich im Kreuzbereich ab; die Oberschenkel sollten einen guten Kontakt mit der Sitzfläche haben. Lassen Sie sich nicht nach vorn sacken. Lernen Sie, die Signale Ihres Körpers wahrzunehmen. Trainieren Sie nicht, wenn Sie sich sehr müde oder schwach fühlen beziehungsweise wenn Ihnen übel ist. Treiben Sie sich nicht zu Höchstleistungen und hören Sie auf, wenn Sie sich unwohl fühlen, wenn Sie Flecken auf der Haut bemerken oder Schmerzen spüren, vor allem in der Beckengegend.

Zusammenfassung

- Ein geringer Körperfettanteil und niedriges Gewicht gehen in der Regel Hand in Hand mit einem niedrigen Spiegel von Sexualhormonen und verringerter Fruchtbarkeit.

Die Chancen auf eine Empfängnis stehen unterhalb der Grenze von 15–20 Prozent Körperfettanteil oder einem Körperbau-Index von 20 deutlich schlechter.

- Ein niedriges Ausgangsgewicht vor der Schwangerschaft kann das Risiko eines niedrigen Geburtsgewichts beim Baby erhöhen.

- Die durchschnittliche Gewichtszunahme in der Schwangerschaft beträgt 11,5–16 kg; untergewichtige Frauen sollten versuchen, etwas mehr zuzunehmen, übergewichtige weniger.

- Untergewicht (mit einem KI unter 20) oder bewußte Zügelung der Gewichtszunahme in der Schwangerschaft kann das Wachstum und die Entwicklung Ihres Babys hemmen und langfristig schädliche Folgen haben.

- Zusätzliche Kalorien werden erst in den letzten drei Monaten der Schwangerschaft benötigt, für die täglich 200 kcal/840 kJ mehr empfohlen werden.

- Gewichtsprobleme nach der Schwangerschaft sind kein Schicksal: Es gibt keine Hinweise darauf, daß die Schwangerschaft den Stoffwechsel bremst oder zu übermäßiger Fettanlagerung führt.
- Ihre Ernährung sollte genug essentielle Fettsäuren bereitstellen, damit sich Gehirn und zentrales Nervensystem Ihres Babys gut entwickeln können.
- Der Bedarf an den meisten Vitaminen und Mineralstoffen erhöht sich, wird jedoch meist aus Ihren vorhandenen Speichern gedeckt, aber auch durch eine erhöhte Resorptionsfähigkeit des Darms. Zu den wichtigsten benötigten Nährstoffen gehören Calcium, Eisen, Zink, Folsäure, Vitamin C, Vitamin D und die Vitamine des B-Komplexes.
- Sie können in der ganzen Schwangerschaft regelmäßig weitertrainieren, vorausgesetzt, Sie fühlen sich wohl dabei. Verringern Sie aber allmählich die Intensität und den Umfang Ihres Trainings.
- Ihr Ziel sollte es jetzt sein, Ihre Kondition zu halten, anstatt sie zu steigern.
- Meiden Sie Bewegungen, bei denen die Gelenke übermäßig durch Druck oder Bewegung belastet oder erschüttert werden, denn die Bänder lockern sich in der Schwangerschaft. Vermeiden Sie vor allem ständig wiederholte Erschütterungen und achten Sie besonders auf eine korrekte Technik.

- Beugen Sie Hitzestreß vor, indem Sie Bewegungsformen niedriger oder submaximaler Intensität wählen, größere Anstrengung auf 15 Minuten begrenzen und darauf achten, daß Ihr Puls nicht öfter über 140 Schläge pro Minute ansteigt.
- Es wird empfohlen, daß Schwangere nach der zwanzigsten Woche keine Übungen mehr in Rückenlage machen, vor allem keine Bauchmuskelübungen.

Tips für die Praxis

- Wenn Sie eine Schwangerschaft planen und Ihre Perioden unregelmäßig sind oder ganz ausbleiben, müssen Sie vielleicht die Intensität Ihres Trainings verringern und/oder Ihren Körperfettanteil etwas erhöhen. Damit verbessern sich Ihre Chancen auf eine Empfängnis und die Aussichten Ihres Babys auf ein optimales Geburtsgewicht.
- Beziehen Sie reichlich folsäurehaltige Nahrungsmittel (Obst und Gemüse) in Ihren Speiseplan ein und nehmen Sie bis zur zwölften Schwangerschaftswoche ein Ergänzungspräparat mit 400 µg Folsäure.
- Versuchen Sie nicht, sich in der Schwangerschaft beim Essen zu beschränken oder gar eine Diät zu machen. Sonst kommt Ihr Baby womöglich kleiner und mit Untergewicht auf die Welt.

◆ Essen Sie täglich einen Eßlöffel Öl oder 25 g Nüsse oder Samen und mindestens einmal die Woche fetten Fisch.

◆ Essen Sie viel Vitamin- und Mineralstoffreiches – täglich mindestens 5 Portionen Obst und Gemüse, 5–11 Portionen Getreide/stärkehaltiges Gemüse, 3 Portionen fettarme Milchprodukte und 2 Portionen proteinreiche Nahrungsmittel (z. B. Fleisch, Geflügel, Hülsenfrüchte).

◆ Verzichten Sie in den ersten drei Monaten möglichst ganz auf Alkohol. Danach kann ein Gläschen gelegentlich nicht schaden.

◆ Meiden Sie Vitamin-A-Präparate, Leber und Leberprodukte.

◆ Konzentrieren Sie sich auf erschütterungsarme Aktivitäten wie Schwimmen, Gehen, sanfte Gymnastik, leichtes bis mittelleichtes Training mit Gewichten, leichtes Zirkeltraining, und vermeiden Sie längere Aktivitäten, die mit viel Erschütterung verbunden sind (z. B. Laufen, Springen). Wechseln Sie bei Ihrer Trainingsroutine verschiedene Bewegungsformen ab.

◆ Hören Sie auf Ihren Körper und brechen Sie Ihr Training ab, bevor Sie müde sind oder Ihnen übel bzw. schwindlig wird. Trainieren Sie nie bis zur Erschöpfung.

◆ Die Gefahr von Hitzestreß läßt sich verringern, wenn Sie darauf achten, daß Ihre Körpertemperatur 38° C nicht überschreitet. Trinken Sie reichlich vor, während und nach dem Training, kontrollieren Sie Ihren Puls, trainieren Sie in gut belüfteten Räumen und lassen Sie sich mehr Zeit zum Abkühlen.

◆ Achten Sie darauf, den Kreuzbereich nicht zu überstrecken, und achten Sie auf eine gute Haltung.

3
Eisenmangel und Sportanämie
ERIC J. WATTS

Dieses Kapitel umreißt die Rolle, die Eisen in unserem Körper spielt, den Eisenhaushalt bei Sportlerinnen sowie die Auswirkung von Leistungssport auf die Eisenwerte. Auch werden die Argumente für und wider die Einnahme von Eisenergänzungspräparaten untersucht.

Warum brauchen wir Eisen?

Eisen ist tatsächlich lebensnotwendig. Es verbindet sich mit Sauerstoff, transportiert ihn durch den Körper und in die Zellen, wo durch die Oxidierung (Verbrennung) von Kohlen- und Wasserstoff, die durch die Nahrung aufgenommen werden, Energie entsteht. Der größte Teil des Eisens im Blut liegt in der Form von *Hämoglobin* vor, dem Stoff, der die Zellen rot färbt (siehe Abb. 1). Der entsprechende Farbstoff in den Muskeln heißt *Myoglobin*.

Obwohl Eisen lebensnotwendig ist, kann es auch toxisch wirken, wenn es in bestimmten Geweben zu hoch konzentriert ist, vor allem im Herzen, der Leber und der Bauchspeicheldrüse. Ein Eisenüberschuß im Körper verursacht die seltene Krankheit *Hämochromatose,* die zu Leberschäden, Diabetes und Herzversagen führt. Der Körper hat keine effektiven Möglichkeiten, überschüssiges Eisen loszuwerden, daher beugt er einem Zuviel durch die Regulation der Darmresorption vor: Die Aufnahmequote liegt normalerweise um die 10 Prozent. Bei der Durchschnittsernährung in westlichen Ländern genügt das, um den Körper täglich mit 1 mg Eisen zu versorgen, was den Bedarf der meisten Männer sowie der nicht menstruierenden und nicht schwangeren Frauen deckt. Verloren geht Eisen dem Körper normalerweise durch Zellen, die von der Haut abge-

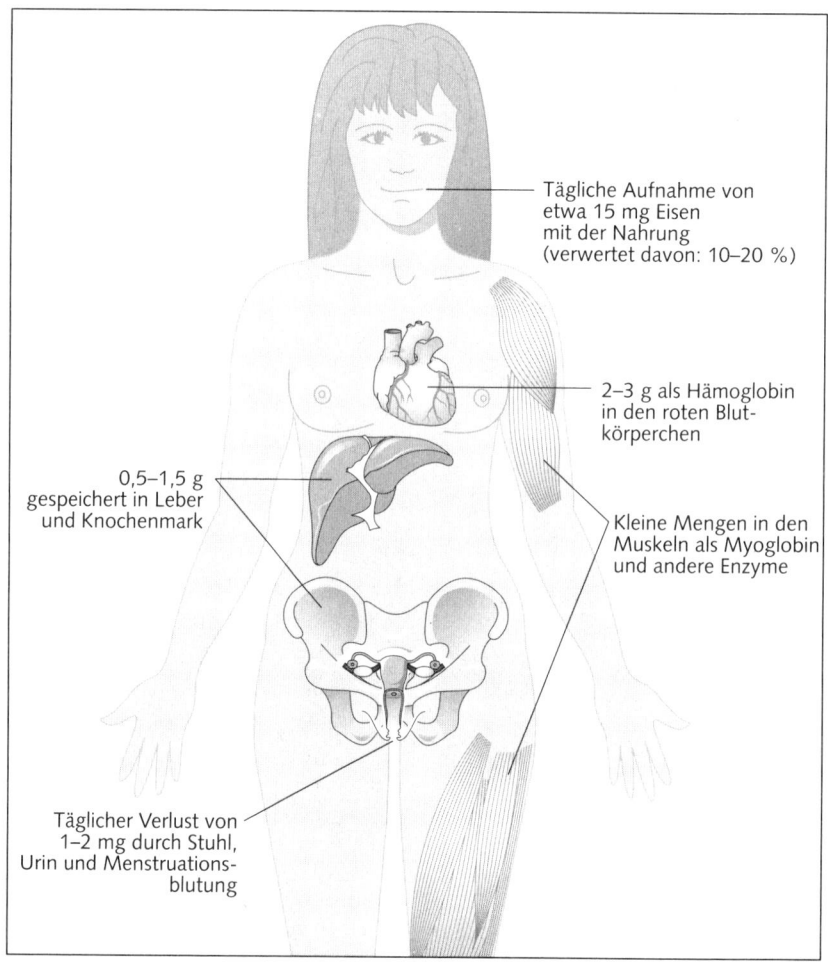

Tägliche Aufnahme von
etwa 15 mg Eisen
mit der Nahrung
(verwertet davon: 10–20 %)

2–3 g als Hämoglobin
in den roten Blut-
körperchen

0,5–1,5 g
gespeichert in Leber
und Knochenmark

Kleine Mengen in den
Muskeln als Myoglobin
und andere Enzyme

Täglicher Verlust von
1–2 mg durch Stuhl,
Urin und Menstruations-
blutung

Abb. 1: Eisenspeicher im Körper

stoßen und vom Verdauungstrakt, also vom Magen und Darm, ausgeschieden werden. Die Menstruation erhöht den Eisenbedarf auf 2–3 mg Eisen täglich; Frauen mit starken Blutungen brauchen sogar noch mehr. Auch in der Schwangerschaft beträgt der Eisenbedarf 2 mg täglich (siehe Tabelle 13).

Blutverluste gibt es außer bei der Menstruation auch bei bestimmten Krankheiten wie Geschwüren oder Hämorrhoiden. Blutungen bei Hämorrhoiden sind immer offensichtlich, bei Zwölffingerdarmgeschwüren jedoch nicht – es liegen nicht unbedingt Symptome vor, und das Blut, das sich unter den sonsti-

Tabelle 13: Faktoren, die die Eisenresorption beeinflussen

Die Resorption wird gesteigert durch	Die Resorption wird gehemmt durch
◆ den Verzehr von zweiwertigem Eisen, z.B. in Fleisch, Fisch, Geflügel und Innereien	◆ den Verzehr von dreiwertigem Eisen, z.b. in Gemüse, Hülsenfrüchten, Getreide und Nüssen
◆ saures Milieu wie im Magen	◆ alkalisches Milieu wie im Zwölffingerdarm
◆ Vitamin C	◆ Gerbsäure, z.B. in Tee
◆ bestimmte Zucker, z.B. Fruktose, Sorbit	◆ Phosphate, z.B. in Eigelb
◆ Eisenmangel	◆ andere Substanzen wie Phytinsäure, Kleie und anorganische Substanzen wie Calcium
◆ Schwangerschaft	◆ Eisenüberschuß
◆ Fasten/Diät	◆ Infektions- oder Entzündungserkrankungen, z. B. Arthritis

gen Darminhalt mischt, ist womöglich nicht mehr zu sehen. Eine Anämie kann also auch ohne offenkundige Ursachen auftreten.

Was ist Anämie?

Wörtlich bedeutet Anämie Blutmangel. Sie wird in der Regel definiert als der Zustand, in dem die *Hämoglobinkonzentration zu niedrig* ist, um den Bedarf des Körpers zu decken. (Der normale Hämoglobinspiegel beträgt bei Frauen 11,5–16,5 g/dl.) Ein weiteres Merkmal der Anämie kann ein *niedriger Ferritinspiegel* sein, d. h. die Eisenspeicher sind erschöpft. (Ferritin ist die Speicherform von Eisen; der normale Ferritinwert im Blut liegt über 15 µg/Liter.)

Typische Anämie-Symptome sind Müdigkeit und Kurzatmigkeit bei körperlicher Bewegung. Leider beschränken sich diese Symptome nicht auf Anämie. Müdigkeit und Erschöpfung sind zum Beispiel häufige Symptome bei gesunden Menschen, was genausogut an Streß wie an körperlichen Erkrankungen liegen kann. Eine Anämie kann die sportliche Leistung verschlechtern; man sollte sie immer als mögliche Ursache ins Auge fassen, wenn es zu einem plötzlichen Konditionsverlust kommt oder die Leistung beim Training oder Wettkampf aus unerklärlichen Gründen absackt.

Tabelle 14: Eisenhaltige Nahrungsmittel

Eisen wird gut resorbiert aus (hohe Verwertbarkeit)	Eisen wird weniger gut resorbiert aus (mittlere bis geringe Verwertbarkeit)
◆ Fleisch (vor allem roten Sorten) ◆ Geflügel ◆ Fisch ◆ Leber und anderen Innereien	◆ Getreide (Frühstücksflocken, Haferflocken, Brot, Reis, Nudeln) ◆ Hülsenfrüchten (Bohnen, Erbsen, Linsen, auch weiße Bohnen in Tomatensauce) ◆ Nüssen ◆ Trockenfrüchten (Aprikosen, Rosinen, Datteln, Pflaumen, Sultaninen) ◆ Angereichertem Sojagranulat und Tofu ◆ Dunkelgrünem Blattgemüse ◆ Eigelb ◆ Rübendicksaft (Zuckerrübensirup; Lakritze)

Praktischer Hinweis: Versuchen Sie, *täglich* Lebensmittel mit einem hohen Gehalt gut resorbierbaren Eisens in Ihren Speiseplan einzubeziehen. Wenn Sie Vegetarierin sind und keine Nahrungsmittel mit gut resorbierbarem Eisen zu sich nehmen (z. B. Fleisch, Fisch, Innereien usw.), dann sollten Sie darauf achten, viel Eisenhaltiges pflanzlicher Herkunft zu essen. Weil das Eisen aus diesen Nahrungsmitteln weniger gut aufgenommen wird, ist es wichtig, alles zu vermeiden, was die Resorption weiter behindert – siehe Tabelle 13. Kombinieren Sie auch pflanzliche Eisenlieferanten mit Vitamin C, das die Eisenresorption weiter verbessert.

Welche Nahrungsmittel enthalten Eisen?

Zu den besten Eisenlieferanten gehören Fleisch – vor allem rote Sorten –, Geflügel und Fisch. Gemüse enthält zwar nicht soviel Eisen wie Fleisch, doch gute Quellen pflanzlicher Herkunft sind Hülsenfrüchte (siehe Tabelle 15). Die Eisenresorption wird durch eine Reihe von Faktoren beeinflußt. Wichtig ist die chemische Beschaffenheit des Eisens: Besser aufgenommen wird die *zweiwertige* Form, wie sie in Fleisch, Geflügel, Fisch und Leber vorliegt. Die oxidierte oder *dreiwertige* Form, wie sie in Nahrungsmitteln pflanzlicher Herkunft enthalten ist, wird weniger leicht resorbiert. Unterstützt wird die Resorption durch saures Milieu, z. B.

Tabelle 15: Eisengehalt von Nahrungsmitteln

Nahrungsmittel	Eisengehalt (mg/Portion)	Portionsgröße
Leber (Hähnchen)	4,75	50 g
Rinderhackfleisch (gegart)	3,10	100 g
Lendensteak (gegart)	3,80	200 g
Hähnchen (gebraten)	0,8	4 Scheiben
Kabeljau (gebacken)	0,4	1 Filet (100 g)
Makrele (geräuchert)	1,2	kleines Filet (100 g)
Bran Flakes	6,0	Schälchen (30 g)
Cornflakes	2,0	Schälchen (30 g)
Weiße Bohnen in Tomatensauce (Baked Beans, Dose)	2,8	200 g
Kidneybohnen (Dose)	4,0	200 g
Brokkoli (gekocht)	1,0	40 g
Kohl (gekocht)	0,3	2 gehäufte Eßlöffel (40 g)
Vollkornbrot	1,3	2 kleine Scheiben
Weißbrot	1,0	2 kleine Scheiben
Vollreis	0,7	50 g (ungekocht)
Weißer Reis	0,25	50 g (ungekocht)
Rosinen	1,9	2 Eßlöffel
Pflaumen, getrocknet	2,6	10 Stück (100 g)
Erdnüsse, geröstet	0,5	25 g

Hinweis: Die empfohlene Tagesmenge beträgt für Frauen 14,8 mg. Mit dieser Tabelle können Sie Ihre Eisenzufuhr überschlagen. Der Eisengehalt verschiedener Fleischstücke und anderer Lebensmittel kann stark schwanken, daher vermittelt diese Tabelle nur eine grobe Orientierung.

Zitronen- und Orangensaft, die Vitamin C (Ascorbinsäure) enthalten. Bestimmte Nahrungsmittel enthalten Substanzen, die sich mit Eisen verbinden und die Resorption hemmen, z. B. Tee (Gerbsäure), Chapatis (indische Brotfladen mit Phytinsäure) und Rhabarber (Oxalsäure). Fleisch erhöht die Eisenresorption, weil es den Magen zur Säurebildung anregt (siehe Tabelle 13).

Die empfohlene Tagesmenge für Frauen beträgt 14,8 mg, was viele Frauen nicht erreichen. Der Körper kann bei Eisenmangel den resorbierten Eisenanteil bis auf 37 Prozent steigern, eine Erklärung, weshalb manche Frauen keinen Eisenmangel haben, obwohl sie weniger als die empfohlene Tagesmenge zu sich nehmen. Trotzdem kommt Eisenmangel sehr häufig vor: Forscher der Universität von Southampton stellten fest, daß bei einem Drittel der Frauen die Eisenspeicher leer sind.

Tabelle 15 führt den Eisengehalt verbreiteter Nahrungsmittel auf. Anhand dieser Tabelle können Sie Ihren täglichen Eisenverzehr errechnen.

Wie beeinflussen Sport und Bewegung den Eisenhaushalt?

Bei den meisten Menschen haben Sport und Bewegung keine Auswirkungen auf die Eisenwerte, aber es gibt Ausnahmen. Bei allen Sportlern, die Ausdauertraining in einem solchen Ausmaß betreiben, daß durch die Verbesserung der Herzleistung (und die Entwicklung eines »Sportlerherzens«) ihr Ruhepuls absinkt, erhöht sich das Blutvolumen. Als Folge kann sich ein Syndrom mit der Bezeichnung *Sportanämie* einstellen – die Hämoglobinkonzentration sinkt vom Durchschnittswert 14 auf 13,5 g/dl ab. Dieses Syndrom ist in der Medizin bekannt, seine Ursachen wurden viel diskutiert. Einige der Argumente haben bei den Sportlern, Trainern und Lehrern unnötige Ängste erzeugt, die oft zu unnötigen Behandlungen geführt haben. Es scheint paradox, daß der Hämoglobinspiegel sinkt, während sich die meisten anderen physiologischen Funktionen durch sportliches Training verbessern, doch Studien über Läufer, Ruderer, Radfahrer, Schwimmer und Geher haben alle diesen Befund bestätigt.

Was sind die Ursachen von Sportanämie?

Als die Ursache von Sportanämie gilt häufig Eisenmangel; bei Läufern können tatsächlich manchmal Blutverluste (und damit Eisenverluste) auftreten. Blut im Urin (*Hämaturie*) ist besonders einfach zu entdecken. Bei Läufern, die mehr als 10 Kilometer zurücklegen, ist dieses Phänomen oft zu beobachten. Untersuchungen mit einem Blasenspiegel (*Zystoskop*), einem Instrument, mit dem man die Blase von innen betrachten kann, haben Prellungen der Blaseninnenwand gezeigt, vermutlich, weil die obere Blasenwand durch die bei jedem Schritt auf- und abhüpfenden Bauchorgane gegen die untere Wand gepreßt wird. Normalerweise hört die Hämaturie innerhalb einiger Stunden nach einem Lauf auf, und der Blutverlust ist selten erwähnenswert. Von einem Experten kam der Vorschlag, daß Läufer zum Schutz gegen Hämaturie mit voller Blase laufen sollten – der Hinweis, daß nur wenige Läufer diesem Rat gefolgt sind, erübrigt sich! *Hämoglobinurie* ist eine weitere bekannte Komplikation, die beim Laufen oder Gehen eintreten kann. Der Unterschied besteht lediglich darin, daß bei der Hämaturie der Urin trüb wird, während er bei der Hämoglobinurie klar wie Rosé aussieht. Betroffen sind in erster Linie Läufer mit mangelhafter Technik, vor allem mit einem hohen, hart stampfenden Laufstil, oder Läufer, die auf harten Straßen anstatt unbefestigten Wegen oder Gras laufen. Es besteht Grund zur Vermutung, daß andere Sportarten, die wiederholtes Springen erfordern, wie intensives Aerobictraining, eine ähnliche Wirkung haben können. Bei einer Hämoglobinurie sollte die Sportlerin versuchen, einen besseren Stil zu entwickeln. Gut gepolsterte Schuhe beugen dem Problem ebenfalls vor.

Zwar sind solche Blut- und Hämoglobinverluste im Urin gut belegt, doch ist es unwahrscheinlich, daß sie zu einem signifikanten Eisenmangel führen können. Der Urin wird schon durch eine sehr kleine Blutmenge deutlich verfärbt.

Auch aus dem Darm kann beim Training und durch Durchfall (»Läufermarsch«) Blut verloren gehen, vor allem bei Langstreckenläufern oder Läufern, die ihre Laufdistanz erst vor kurzem erhöht haben. Ursache ist möglicherweise die kumulative Wirkung eines wiederholten kleineren Traumas, wenn die Eingeweide bei jedem Tritt auf- und abhüpfen. Oder der Darm wird eventuell durchlässiger, wenn es ihm beim intensiven Training an Sauerstoff mangelt (das Blut wird vom Darm abgezogen und zu den Muskeln geleitet, wo es in größeren Mengen gebraucht wird). Nach dem Training fließt das Blut zum Darm zurück, tritt durch eine vielleicht durchlässigere Darmwand und löst durch einen Reizeffekt manchmal Durchfall aus. Eine Studie, für die Stuhlproben vor und nach einem Marathonlauf untersucht wurden, konnte

zeigen, daß die Hämoglobinmenge im Stuhl um 30 Prozent gestiegen war. Blutverluste durch den Verdauungstrakt können sich auch durch entzündungshemmende Medikamente wie Aspirin und viele andere Medikamente gegen Muskelzerrungen erhöhen. Ziehen Sie unbedingt Ihren Arzt zu Rate, bevor Sie Medikamente jeglicher Art einnehmen. Falls die Medikamente die Eisenresorption beeinträchtigen, sollten Sie durch Ihre Ernährung gegensteuern.

Es wurde behauptet, Eisenmangel komme am häufigsten bei Läufern vor und sei der Hauptgrund für Sportanämie. Dieser Aussage liegt vor allem der Befund eines niedrigen Ferritinspiegels bei Sportlern zugrunde. Obwohl das im Blutserum enthaltene Ferritin normalerweise ein guter Anzeiger für die Eisenspeicher ist, liefert es bei Läufern keine verläßlichen Aussagen. Es gibt viele Möglichkeiten, die Eisenspeicher zu bestimmen, doch am genauesten ist eine Knochenmarksprobe, deren Entnahme bestensfalls unangenehm und schlimmstenfalls schmerzhaft ist.

Es gibt Studien, bei denen die Eisenspeicher von Läufern und Kontrollpersonen anhand von Ferritin-Knochenmarksproben analysiert wurden. Eine dieser Studien wurde von B. MAGNUSSON durchgeführt. Er untersuchte 43 Mittel- und Langstreckenläufer sowie 119 Kontrollpersonen und zeigte, daß die Sportler niedrigere Hämoglobin- und Ferritinwerte hatten. Aus diesen Ergebnissen könnte man schließen, daß die Sportler unterbestückte Eisenspeicher und wahrscheinlich Anämie hätten. Doch im Knochenmark hatten alle Sportler Eisen eingelagert, was bedeutet, daß sie *nicht* an Eisenmangel litten. MAGNUSSON erklärte die niedrigen Ferritinwerte durch die Veränderungen im Stoffwechsel der roten Blutkörperchen, der bei Läufern zu beobachten ist: Durch die Erschütterungen beim Laufen platzen mehr rote Blutkörperchen noch im Kreislauf, so daß weniger in die Speicher gelangen.

Sportanämie ist überhaupt ein ausgesprochen irreführender Begriff, weil es sich dabei nicht um eine echte Anämie handelt (bei der der Körper als Ganzes unzureichend mit Hämoglobin versorgt ist). Dieses Syndrom ist vielmehr eine Folge der Veränderungen, die sportliches Training im Körper bewirkt: der Verdünnung der roten Blutkörperchen durch die erhöhte Menge von Plasma (des wäßrigen Blutanteils) – eine positive Anpassung an Ausdauertraining. Obwohl die Hämoglobin- und Ferritinwerte niedriger erscheinen, befindet sich insgesamt dieselbe Menge dieser Substanzen im Körper, lediglich in »verwässerter« Form. Daher kann Sportanämie nur dann als Problem gelten, wenn die Hämoglobinkonzentration isoliert betrachtet wird. Wichtig ist, sich klarzumachen, daß sich der Körper damit lediglich an das Training anpaßt, was zu einer besseren Sauerstoffversorgung des Gewebes führt. Die sportliche Leistung steigert sich dadurch und wird nicht etwa schwächer. Sportler mit

Sportanämie sind also alles andere als krank – sie haben nur effektive Mechanismen entwickelt, um der Belastung ihres Trainings zu begegnen. Das heißt keineswegs, daß Sportanämie und Eisenmangel nicht gleichzeitig auftreten können. Der niedrige Ferritinspiegel bei Läufern erschwert die Diagnose eines Eisenmangels. Alle Sportlerinnen sollten überprüfen, wieviel Eisen sie durch die Ernährung zu sich nehmen. Ist sowohl der Ferritinspiegel als auch die Eisenzufuhr durch die Nahrung niedrig, könnte man gemeinsam mit dem Arzt überlegen, ob ein Eisenpräparat angezeigt ist.

Sportanämie und Frauensport

Auch wenn Sportanämie kein echter Indikator für Anämie und Eisenmangel ist, haben viele Studien gezeigt, daß Sportlerinnen die empfohlene Tagesmenge von 14,8 mg Eisen in ihrer Ernährung oft nicht erreichen. Manche Sportlerinnen kommen nicht einmal auf 10 mg täglich. Auch wurde oft eine unzureichende Kalorienzufuhr nachgewiesen, wahrscheinlich durch den Wunsch bedingt, Gewicht abzubauen. Mit der Kalorienzufuhr verringert sich auch die Versorgung mit Eisen, und so kann die gute Absicht, durch Abnehmen fitter zu werden, unversehens in ihr Gegenteil umschlagen und zu einem Leistungsabfall aufgrund einer Eisenmangelanämie führen. Für Sportlerinnen, die sich an eine sehr kalorienarme Diät halten (1500 kcal/6300 kJ pro Tag), ist es äußerst schwierig, genug Eisen aufzunehmen – ein Musterbeispiel für die Problematik bei Abmagerungsdiäten und sehr niedriger Kalorienzufuhr.

Es wurde behauptet, daß bis zu 80 Prozent der Spitzen-Ausdauersportlerinnen an Eisenmangel litten, da bei ihnen Ferritinwerte unter 25 µg/l festgestellt wurden. Nach Meinung des Autors ist diese Schätzung zu hoch gegriffen, weil Sportanämie und die Verdünnung des normalen Ferritingehalts verschleiern, wieviel Eisen wirklich im Körper gespeichert ist. Derartige Berichte haben Bedenken ausgelöst, ob Sportlerinnen, die zwar nicht anämisch sind, aber auch keine Eisenspeicher haben (was als *latenter Eisenmangel* bezeichnet wird), nicht weniger leistungsfähig sind. Mehrere Studien sind dieser Behauptung nachgegangen: Sportlerinnen mit Anämie wie auch Sportlerinnen ohne Anämie, aber mit leeren Eisenspeichern, wurden Eisenpräparate verabreicht.

Es ist einleuchtend, daß sich die Leistung von Sportlerinnen mit echter Anämie (unter 11,5 g/dl Hämoglobin) verbessert, wenn sie mit Eisenpräparaten behandelt werden. Bei Eisengaben an nichtanämische Sportlerinnen konnten die meisten Studien keine Leistungssteigerung verzeichnen. Einige der Studien, bei denen sich die Leistung nicht steigerte, mußten sich die Kritik gefallen lassen, die Dosierung des Eisens sei zu niedrig gewesen oder das

Präparat sei nicht lange genug gegeben worden. Patienten mit echtem Eisenmangel nehmen in der Regel Eisensulfat (einen Monat lang 200 mg dreimal täglich). Studien, bei denen eine geringere Dosis (oder die entsprechende Eisenmenge in einer anderen chemischen Verbindung) verabreicht oder die Behandlung weniger als einen Monat lang durchgeführt wurde, könnten nicht den Anspruch erheben, sie hätten genug Eisen über einen genügend langen Zeitraum hinweg gegeben, um wirklich nachzuweisen, ob bei den Sportlern ein echter Eisenmangel bestanden hätte. Eine extrem gründliche und bemerkenswerte Studie wurde 1988 von I. J. Newhouse und Mitarbeitern in Kanada durchgeführt. Sie untersuchten 155 Sportlerinnen auf einen latenten Eisenmangel hin (der dadurch definiert ist, daß der Hämoglobinspiegel zwar 12 g/dl übersteigt, aber der Ferritinwert im Serum unter 20 liegt). Die Versuchspersonen trainierten mindestens 120 Minuten pro Woche – meist in Form von Jogging. Im Durchschnitt wurde fünfmal die Woche trainiert; die durchschnittliche Trainingszeit betrug 40 Minuten.

Von insgesamt 135 Sportlerinnen wiesen 40 die Kriterien für einen latenten Eisenmangel auf. Die Forscher unternahmen große Anstrengungen, um alle Personen auszuschließen, die an irgendwelchen Krankheiten litten, die die Sachlage hätten komplizieren können; auch die Ernährung wurde detailliert überwacht. Die Kondition wurde durch verschiedene Tests bestimmt, darunter ein Geschwindigkeitstest mit Kurzzeit-Spitzenbelastung und ein Tretmühlen-Test mit progressiv zunehmender Dauerbelastung. Auch wurde durch Nadelbiopsie eine Gewebeprobe des Quadrizeps (Oberschenkelmuskels) entnommen, um die möglichen Auswirkungen eines Eisenmangels im Gewebe zu untersuchen.

Die freiwilligen Versuchsteilnehmerinnen bekamen täglich entweder 640 mg Eisensulfat oder eine Placebopille. Die Forscher vergewisserten sich, daß die Versuchspersonen die Pillen auch tatsächlich schluckten, indem nach vier und acht Wochen die im Glas verbliebenen Pillen gezählt wurden. Nach zweimonatiger Eisen- oder Placeboeinnahme wurden die Sportlerinnen alle noch einmal untersucht. Bei der Eisengruppe war im Vergleich zur Placebogruppe der Ferritinwert gestiegen, nicht aber der Gesamtwert für Hämoglobin. Bei den anderen Messungen ergaben sich keine signifikanten Unterschiede. Die Enzymanalyse des Oberschenkelmuskels konnte keine positiven Auswirkungen der Eisenbehandlung nachweisen. Weder der Tretmühlen- noch der Geschwindigkeitstest ergab Veränderungen in der aeroben Kapazität (VO_{2max}). Die Autoren dieser Studie zogen den Schluß, daß durch die Eisengaben keine Erhöhung der Arbeitsleistung (die mit der sportlichen Leistung am stärksten korreliert) festzustellen war und somit eine Behandlung mit Eisenpräparaten, falls keine

echte Anämie vorliegt, keine Vorteile bringt.

Ein besonders wichtiger Aspekt dieser Studie war der Einbezug einer Placebo-Kontrollgruppe. Manche Studien, die positive Auswirkungen von Eisengaben feststellen wollten, haben ihre Ergebnisse nicht durch eine Placebogruppe abgesichert. Für die wissenschaftliche Aussagefähigkeit einer Studie ist weiterhin zu beachten, daß Versuche mit bisher unsportlichen Teilnehmern, denen Präparate und gleichzeitig ein neues Trainingsprogramm verordnet werden, fast immer eine auffallende Leistungsverbesserung zeigen, schlichtweg weil die Versuchspersonen ein Trainingsprogramm, das ihre Gesundheit verbessert, überhaupt erst aufnehmen.

Eine ausgezeichnete Studie wurde 1971 von O. D. VELLAR und Mitarbeitern in Dänemark durchgeführt: Ein ganzer Jahrgang von Sportstudenten einer bestimmten Hochschule wurde das ganze Studienjahr lang vom September bis zum Abschluß der Studien im folgenden Sommer überwacht. Die Versuchspersonen wurden in drei Gruppen eingeteilt: Studenten mit niedrigem Hämoglobinspiegel bekamen ein Eisenpräparat; die Studenten mit normalem Hämoglobinwert wurden auf zwei Gruppen verteilt, von denen eine ein Placebo, die andere ein höher dosiertes Ergänzungspräparat bekam. Gemessen wurden unter anderem der Hämoglobinwert und die VO_{2max}-Werte. Wie erwartet verbesserte sich bei der Gruppe mit niedrigem Hämoglobinspiegel der

Hämoglobinwert durch die Eisengaben. Damit stiegen auch die VO_{2max}-Werte und die Ausdauerleistung. Dies ließe sich jedoch auch auf das anspruchsvolle Trainingsprogramm zurückführen. Die VO_{2max}-Werte verbesserten sich während des gesamten Jahres immer weiter. Am Ende der Studie zeigten alle drei Gruppen eine starke Leistungssteigerung, wobei die Placebogruppe die größte verbuchen konnte! Die Studie zeigt daher, daß die wichtigste Voraussetzung zur Steigerung der Ausdauerleistung das Training ist. Vorausgesetzt, es besteht keine echte Anämie, scheinen geringe Eisenspeicher für die sportliche Leistung nicht von Belang.

Zusammenfassung

♦ Eine echte Eisenmangelanämie verringert die Trainingsleistung und wirkt sich auf die sportliche Leistungsfähigkeit negativ aus.

♦ Bei anämischen Sportlerinnen lassen sich durch Eisenpräparate die Blutwerte wie die Leistung verbessern.

♦ Eine echte Anämie kommt bei Sportlerinnen nicht häufiger vor als bei nichtaktiven Frauen.

♦ Eine echte Anämie ist nicht mit einer Sportanämie zu verwechseln, die bei Sportlerinnen häufiger auftritt.

♦ Die Merkmale einer Sportanämie sind ein scheinbar niedriger Hämoglobinspiegel bei gleichbleibender Leistung.

♦ Eine Sportanämie ist vor allem das Ergebnis der Verdünnung der roten Blutkörperchen (und damit des Hämoglobinspiegels) aufgrund einer trainingsbedingten Zunahme des Blutvolumens.

♦ Eine solche Sportanämie verschleiert den wirklichen Zustand des Eisenhaushalts; sie wird oft durch unnötige Eisengaben behandelt.

♦ Eine Sportanämie sollte als eine positive Anpassung an das Ausdauertraining betrachtet werden und *nicht* als Krankheit oder leistungsschwächendes Syndrom.

♦ Daß Sportlerinnen mit Sportanämie von Eisenpräparaten profitieren, ist unwahrscheinlich.

Tips für die Praxis

Dieses Kapitel konnte triftige Hinweise dafür anführen, daß eine echte Anämie bei Sportlerinnen nicht häufiger auftritt als bei nichtaktiven Frauen. Wird bei Ihnen eine Sportanämie festgestellt, sollten Sie nicht panisch zu einem Ergänzungspräparat greifen. Folgen Sie den anschließenden Empfehlungen, um sicherzugehen, daß Sie genügend Eisen aufnehmen.

Ernährungsstudien weisen oft nach, daß Frauen nicht die empfohlene Tagesmenge Eisen zu sich nehmen. Auf lange Sicht vergrößert sich dadurch das Risiko, eine Anämie zu entwickeln.

♦ Nahrungsmittel, die viel Eisen enthalten (vor allem den leicht verwertbaren Typ Eisen), sollten regelmäßig gegessen werden.

◆ Meiden Sie kalorienarme Diäten sowie alle Diäten, die wichtige Lebensmittelgruppen ausschließen. Bei solchen Modediäten wird oft zu wenig Eisen aufgenommen.

◆ Vermeiden Sie alles, was die Eisenresorption hemmt.

◆ Pflanzliche Eisenlieferanten sollten mit Vitamin C kombiniert werden, damit das dreiwertige Eisen besser aufgenommen wird.

◆ Vegetarierinnen können genug Eisen durch die Nahrung aufnehmen, vorausgesetzt, daß sie reichlich Nahrungsmittel essen, die viel Eisen enthalten, und die Faktoren beachten, die die Eisenresorption verbessern.

◆ Eisenpräparate sind nicht notwendig, wenn Sie reichlich Eisen aus der Nahrung beziehen (und nicht anämisch sind).

◆ Falls Sie unsicher sind, ob Ihr Eisenhaushalt stimmt, sprechen Sie mit Ihrem Arzt, bevor Sie auf eigene Faust Eisenpräparate einnehmen. Denn Eisenpräparate können unangenehme Nebenwirkungen haben.

4

Der weibliche Zyklus, Amenorrhöe und Osteoporose

JANE WILSON

In den letzten zwei Jahrzehnten ist man zur Erkenntnis gekommen, daß intensives körperliches Training bei Frauen zu Anomalien im Menstruationszyklus und sogar zum völligen Aussetzen der Menses führen kann. Manche Sportlerinnen empfinden das eher als Pluspunkt, doch kann dieses Phänomen kurz- wie langfristige Folgen haben.

Bei Läuferinnen, die keine Regelblutung mehr haben, ist die Knochendichte geringer als bei Kolleginnen mit normalem Zyklus. Bei manchen Sportlerinnen ist die Knochendichte für ihr Alter sogar extrem niedrig, was Anlaß zur Sorge gibt, daß ihnen die Gefahr von früher Osteoporose (Knochenschwund) und Knochenbrüchen droht. Auch mehren sich die Hinweise, daß Ermüdungsbrüche und Bindegewebs-verletzungen bei diesen Sportlerinnen häufiger vorkommen. Die Forschung konnte einige Ursachen dieser Anomalien klären helfen, doch bleiben noch viele Fragen offen.

Um zu verstehen, wie sich Unregelmäßigkeiten im weiblichen Zyklus auf die Knochendichte auswirken, sind einige Kenntnisse über die Physiologie der Menstruation notwendig. In diesem Kapitel wird erklärt, wie die Menstruation im Körper geregelt wird, die Typen von Anomalien, die bei Sportlerinnen auftreten, und welche Faktoren bei der Entwicklung einer menstruellen Funktionsstörung wichtig erscheinen. Die Beziehungen zwischen Knochendichte, Bewegung und Menstruation werden aufgezeigt, sowie die Rolle, die die Menstruation bei der Verletzungsanfälligkeit zu spielen scheint.

Wie läuft der normale Menstruationszyklus ab?

In westlichen Gesellschaften setzt die Menstruation bei den meisten Mädchen im Alter zwischen 11 und 15 Jahren ein, ein Vorgang, der als *Menarche* bezeichnet wird. Anfangs ist die Menstruation vielleicht noch unregelmäßig, doch der normale Zyklus spielt sich innerhalb des ersten Jahres ein. Der Abstand zwischen dem ersten Tag einer Periode und dem ersten Tag der nächsten Periode beträgt mit überraschender Regelmäßigkeit 28 Tage, doch sind auch Intervalle von 25 bis 33 Tagen noch im Normbereich. Die Blutung dauert zwischen 1 und 7 Tage, der Blutverlust liegt meist unter 80 ml. Wird diese Menge überschritten, geht das Blut manchmal in Klümpchen oder in ganzen Schwällen ab, und die Periode gilt als übermäßig stark. Eine regelmäßige Menstruation (10 bis 13 Zyklen im Jahr) heißt *Eumenorrhöe*.

Die Menstruation ist das Resultat einer komplexen Serie von Abläufen, die im Gehirn beginnen (siehe Abb. 2). Das Hormon GnRH (*Gonadotropin-releasing-hormone*) wird vom *Hypothalamus* im Gehirn ausgeschüttet und wirkt auf eine zweite Gehirnregion ein, die *Hypophyse*, die zwei »stimulierende« Hormone freisetzt: das *luteinisierende Hormon* (LH) und das *follikelstimulierende Hormon* (FSH). Diese beiden Hormone regen die Eierstöcke mit an, ein Ei zu produzieren und zum richtigen Zeitpunkt auszusenden. Außerdem produzieren die Eierstöcke unter ihrem Einfluß die Hormone Östrogen und Progesteron, die auf den Uterus einwirken, so daß er sich auf das befruchtete Ei vorbereitet. Das Östrogen wirkt außerdem auf den Hypothalamus und die Hypophyse ein, die daraufhin die Ausschüttung von FSH und LH einstellen: So greifen die Vorgänge dieses Prozesses ineinander und steuern sich selbst. Nach der Freisetzung des Eis (der *Ovulation*) bilden die Eierstöcke den sogenannten Gelbkörper (*Corpus luteum*), der weitere Mengen von Östrogen und Progesteron produziert. Findet keine Befruchtung statt, stirbt der Gelbkörper nach 14 Tagen ab, der Östrogen- und der Progesteronspiegel sinken (siehe Abb. 3) und die verdickte Uterusschleimhaut wird abgestoßen (Menstruation). Dann beginnt der Zyklus von neuem.

Die Östrogen- und Progesteronmengen steigen während des Zyklus um das zehn- bzw. zwanzigfache an und beeinflussen nicht nur das Gehirn, sondern auch andere Gewebe. In unserem Zusammenhang besonders wichtig ist ihr Einfluß auf den Knochenstoffwechsel, der später besprochen wird.

Welche Anomalien können im Menstruationszyklus auftreten?

Der Menstruationszyklus ist äußerst komplex, daher überrascht es nicht, wenn Unregelmäßigkeiten vorkommen. Für Menstruationsstörungen gibt

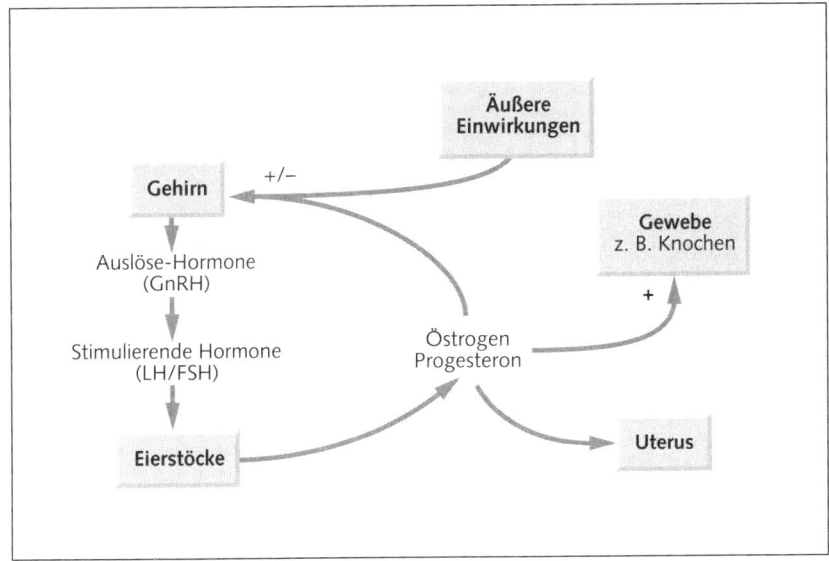

Abb. 2: Der Menstruationszyklus
Dargestellt ist der Mechanismus, durch den das Gehirn die Hormonproduktion
in den Eierstöcken kontrolliert. Östrogen und Progesteron wiederum wirken
auf das Gehirn zurück und kontrollieren damit ihre eigene Produktion. Äußere
Einflüsse können das Gehirn dazu bringen, die Produktion der Auslöse-Hormone
zu verringern.

GnRH = Gonadotropin-Releasinghormon (auf die Eierstöcke einwirkendes
Auslöse-Hormon)
LH = Luteinisierendes Hormon
FSH = Follikelstimulierendes Hormon

es viele medizinische Gründe, die in Tabelle 16 (S. 69) zusammengefaßt sind. Die Diagnose sportbedingter Anomalie kann erst gestellt werden, nachdem diese medizinischen Ursachen ausgeschlossen sind.

Spät einsetzende Menarche

Seit längerem wird vermutet, daß Mädchen, die schon sehr früh intensiv trainieren, ihre erste Periode später bekommen als der Durchschnitt. Bei Sportarten wie Turnen scheinen jedenfalls die spät pubertierenden Mädchen in der Überzahl. Mädchen, die regelmäßig trainieren, sind möglicherweise leichter und haben einen geringeren Körperfettanteil als weniger aktive Mädchen gleichen Alters, was das Einsetzen der Menstruation verzögern kann. Eine Forschergruppe kam zu dem Schluß, daß ein Mindestgewicht erfor-

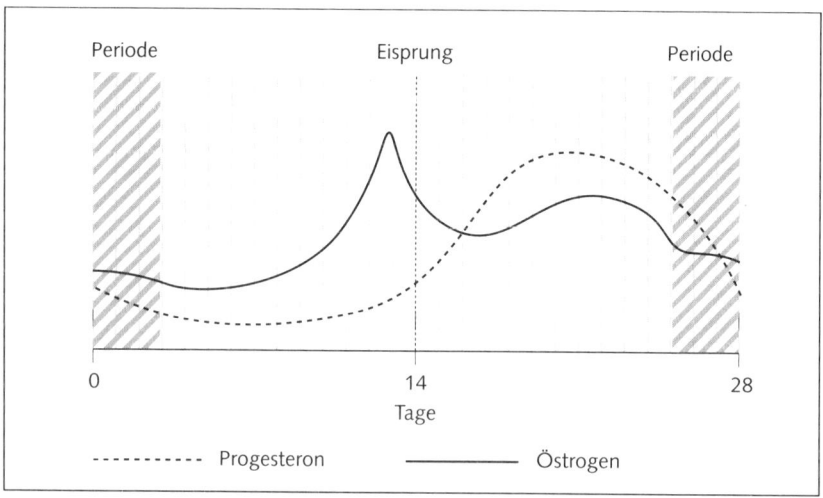

Abb. 3: Schematische Darstellung des Östrogen- und Progesteronspiegels im Blut wärend des 28tägigen Menstruationszyklus. Wird das Ei innerhalb der ersten paar Tage nach dem Eisprung nicht befruchtet, verkümmert der Gelbkörper nach und nach, und der Östrogen- und der Progesteronspiegel fallen, bis nach 28 Tagen die verdickte Uterusschleimhaut abgestoßen wird (Menstruation).

derlich ist, damit bei diesen Mädchen die Menstruation überhaupt einsetzt, und ein Körperfettanteil von 17 Prozent, damit der Zyklus aufrechterhalten werden kann. Andere Untersuchungen konnten diese Befunde jedoch nicht bestätigen.

Eine andere Erklärung dieses Phänomens wäre, daß Mädchen, die von Natur aus spät pubertieren, bei einigen Sportarten im Vorteil sind und aus diesem Grund länger und auf einem höheren Niveau beim Leistungssport bleiben. Bisher gibt es keine Studien, die eine größere Anzahl von Mädchen durch die Pubertät begleitet haben, um zu erforschen, ob die sehr Aktiven tatsächlich später menstruieren.

Kurze Zyklen (unter 25 Tage)

Sportlerinnen, vor allem Läuferinnen, können überdurchschnittlich kurze Zyklen haben. Ursache dafür ist wahrscheinlich ein Ausbleiben der Ovulation: Es wird kein Ei produziert. Als Folge davon wird auch kein Gelbkörper gebildet, und daher ist die zweite Zyklushälfte (die Lutealphase) kürzer als 14 Tage. Bei solchen Zyklen ist der Östrogen- und der Progesteronspiegel niedriger als normal.

Lange Zyklen (über 35 Tage)

Viele Sportlerinnen haben unregelmäßige Perioden mit Abständen zwischen fünf und zehn Wochen. Manch-

Tabelle 16: Die wichtigsten Ursachen von ausbleibender Menstruation oder Zyklusunregelmäßigkeiten. Die Liste ist nicht vollständig, und falls Sie detaillierte Informationen benötigen, sollten Sie mit Ihrem Arzt sprechen.

Ausbleiben der Menstruation	Störungen in der Zykluslänge
Schwangerschaft*	Störungen der Schilddrüsenfunktion*
Eßstörungen*	Eßstörungen*
Schlechtes Allgemeinbefinden*	Polyzystisches Ovarialsyndrom*
Absetzen der Pille*	Drogen
Polyzystisches Ovarialsyndrom	Hormonbildende Tumoren
Insuffizienz der Eierstöcke, z. B.	
Menopause*	
Entfernung der Eierstöcke oder	
des Uterus*	
Drogen	
Undurchlässiges Hymen	
Hormonbildende Tumoren	
Genetische Anomalien in der	
Hormonproduktion	
Chromosomenanomalien, z. B.	
Turner-Syndrom	

* Mit Sternchen markierte Ursachen sind relativ häufig, alle anderen selten oder sehr selten.

mal fällt eine Periode wegen eines bestimmten Ereignisses aus, das mit besonders viel Streß verbunden ist, meist jedoch sind die Abstände völlig unvorhersagbar. Wahrscheinlich wird auch bei diesen Zyklen kein Ei produziert, und der Spiegel der Sexualhormone ist niedrig. Diese Störung wird als *Oligomenorrhöe* bezeichnet; ihr Kennzeichen sind vier bis neun Blutungen im Jahr.

Ausbleiben der Menstruation

Ein völliger Verlust der Menstruation wird als Amenorrhöe bezeichnet. Von Amenorrhöe wird gesprochen, wenn drei oder weniger Zyklen in einem Jahr stattfinden, oder überhaupt kein Zyklus in sechs Monaten. Die Blutwerte von FSH, LH, Östrogen und Progesteron bleiben durchgehend niedrig.

Welche Ursachen hat Oligomenorrhöe bei Sportlerinnen?

Die Rate der Zyklusstörungen liegt bei Sportlerinnen zwischen 1 und über 50 Prozent, bei der Durchschnittsbevölkerung etwa bei 3–5 Prozent. Diese

Tabelle 17: Klassifikation der Sportarten nach dem Kriterium der
Leistungssteigerung oder besseren Bewertung bei geringer Körpermasse

Niedriges Gewicht bietet keine besonderen Leistungsvorteile	Niedriges Gewicht verbessert wahrscheinlich die Leistung	Mitbewertung ästhetischer Aspekte	Wettkämpfe in Gewichtsklassen
Rudern Ballspiele (z. B. Hockey, Basketball, Korbball, Tennis) Golf Kurzstreckenlauf Diskus-, Speerwerfen Kontaktsport- arten (Ringen usw.) Schwimmen Wasserpolo Skilaufen Eisschnellauf Rodeln/Bob- fahren	Laufen (Mittel- und Langstrecken, Marathon, Querfeldein- rennen) Orientierungslauf Gehen Weitsprung Stabhochsprung Rudern (Steuermann) Galoppsport Radrennen Triathlon Klettern (Leistungssport) Windsurfen (olympisches Niveau) Segeln (einige Klassen)	Turnen Rhythmische Sportgymnastik Eiskunstlauf Eistanz Tanz (Ballett; Leistungssport) Bodybuilding Wasserballett (Synchron- schwimmen) Tauchen	Judo Asiatische Kampfsportarten Rudern in der Leichtgewichts- klasse Ringen Gewichtheben

Störungen treten bei Sportarten häufiger auf, bei denen ein geringes Gewicht
in irgendeiner Hinsicht von Vorteil ist
(siehe hierzu auch Tabelle 17). Ein im
Verhältnis zur Größe niedriges Gewicht
verbessert die Leistung bei Langstreckenläuferinnen, und Eiskunstläuferinnen können höher springen, wenn
sie im Verhältnis zur Größe leichtge-
wichtig sind. Beim Turnen, Ballett, Eiskunstlauf und Eistanz zählt bei der
Bewertung insbesondere auch der
ästhetische Eindruck mit, den die Sportlerinnen machen, und graziles Untergewicht kann Vorteile bringen. In dieser
Sportgruppe schätzt man, daß der Anteil von Menstruationsstörungen über
25 Prozent liegt.
Gefährdet sind auch Sportlerinnen, die
für Wettkämpfe eine bestimmte Ge-

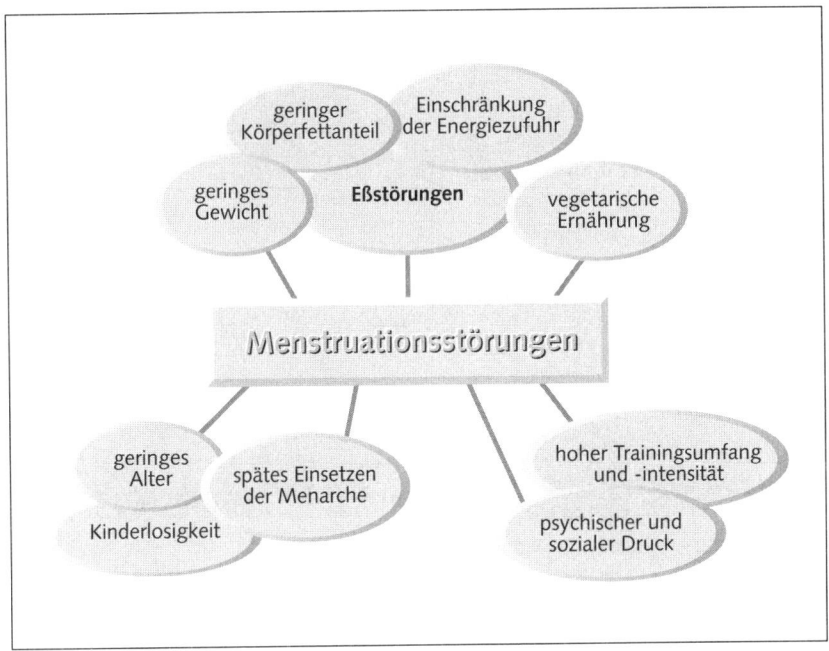

Abb. 4: Nichtmedizinische Faktoren, die zu Menstruationsstörungen bei Sportlerinnen beitragen. Frauen mit der größten Anzahl von Risikofaktoren werden mit der größten Wahrscheinlichkeit eine Amenorrhöe entwickeln.

wichtsklasse erreichen müssen. Manche hungern sich dafür weit unter ihr natürliches Gewicht herunter.

Aufgrund dieser Beobachtungen wurde man auf die Rolle aufmerksam, die Gewicht und Körperzusammensetzung bei der Entwicklung von Menstruationsstörungen spielen – anscheinend tatsächlich eine Schlüsselrolle. In den meisten Fällen kommen mehrere Risikofaktoren zusammen. Abbildung 4 zeigt eine Reihe von Faktoren, die aller Wahrscheinlichkeit nach etwas mit Menstruationsstörungen zu tun haben; einige davon werden im folgenden ausführlicher besprochen. Aber wie greifen diese Faktoren in den physiologischen Prozeß ein? Studien über die hormonellen Veränderungen bei Sportamenorrhöe haben gezeigt, daß die Störung auf der Ebene des Hypothalamus beginnt. Durch einen unbekannten Mechanismus wird der Hypothalamus daran gehindert, die richtige Menge von Auslöse-Hormonen zu produzieren. Dies wiederum dämpft die Produktion von LH und FSH in der Hypophyse, so daß die Eierstöcke nicht dazu angeregt werden, ein Ei reifen zu lassen. Der Gelbkörper bildet sich nicht, der Östrogen- und der Progesteronspiegel bleiben durchgehend niedrig.

Trainingsumfang

Bei Läuferinnen besteht ein starker Zusammenhang zwischen dem Umfang des Trainings und dem Auftreten unregelmäßiger Perioden. In einer Studie wurde eine fast lineare Beziehung zwischen der wöchentlich zurückgelegten Anzahl von Kilometern und Amenorrhöe festgestellt. Etwa 28 Prozent der Läuferinnen, die 60 Kilometer pro Woche liefen, hatten Amenorrhöe, bei Läuferinnen, die 120 Kilometer pro Woche liefen, waren 45 Prozent betroffen. Derselben Studie zufolge hatten von den gleichaltrigen inaktiven Frauen nur 2 Prozent Amenorrhöe. Andere Studien kamen zu ähnlichen Ergebnissen.

Im Moment ist nicht bekannt, ob nur der *Umfang* des Trainings entscheidend ist, oder ob die *Intensität* des Trainings zusätzlich ins Gewicht fällt. Unbekannt ist weiter, ob es möglich ist, die unerwünschte Wirkung langer Laufstrecken durch Cross-Training zu vermeiden, durch Radfahren, Schwimmen oder andere Sportarten. Hier warten wir auf dringend notwendige weitere Forschungen.

Körperzusammensetzung

In der oben zitierten Studie blieb der Zusammenhang zwischen Amenorrhöe und zurückgelegten Strecken auch bestehen, wenn die Sportlerinnen in Gewichtsklassen eingeteilt wurden. Allerdings kam bei den Läuferinnen, die unter 50 kg wogen, eine Amenorrhöe doppelt so häufig vor wie bei den Läuferinnen über 50 kg. Also scheint auch das Gewicht von großer Bedeutung. Viele Studien haben gezeigt, daß Sportlerinnen mit Amenorrhöe weniger wiegen, einen geringeren Körperfettanteil und ein geringeres Gewichts-Größen-Verhältnis haben als Sportlerinnen mit normalem Zyklus. Zwar kommen nicht alle Forscher zu diesen Ergebnissen, doch berichten Sportlerinnen häufig selbst, daß sie aufhören zu menstruieren, wenn ihr Gewicht unter einen bestimmten Punkt sinkt. Dieser Punkt ist bei allen Sportlerinnen individuell verschieden, vielleicht mit ein Grund, weshalb die Forschung hier abweichende Befunde aufweist.

Beschränkung der Energiezufuhr und Eßstörungen

Die meisten Sportlerinnen brauchen keine Diät, um ihr Optimalgewicht zu halten, aber manche achten trotzdem penibel auf ihre Kalorienzufuhr und essen extrem wenig. Bei vielen beruht dieses zwanghafte Diäthalten auf der völlig falschen Überzeugung, sie seien zu dick. In einer Studie über amerikanische Schwimmerinnen im Teenager-Alter versuchten 17,9 Prozent der untergewichtigen und 60,5 Prozent der normalgewichtigen Mädchen abzunehmen, obwohl das wirklich nicht angebracht war. Eine Einschränkung der Kalorienzufuhr kann bei der Entwicklung einer Amenorrhöe eine Rolle spielen: Die Auswertung von zehn kürzlich veröffentlichten Untersuchungen hat ergeben, daß Läuferinnen mit Amenorrhöe pro Tag durchschnittlich 300 kcal/1260 kJ weniger zu sich nehmen als Läuferinnen mit normalem Zyklus (täglich 1737 kcal/7295 kJ gegenüber 2026 kcal/8509 kJ). Die Annahme liegt nahe, daß der Körper eine Mindestmenge an Energiezufuhr braucht, um die grundlegenden physiologischen Funktionen aufrechtzuerhalten, doch bisher konnte ein direkter Zusammenhang zwischen niedriger Kalorienzufuhr und Menstruationsstörungen noch nicht bewiesen werden.

Manche Sportlerinnen machen nicht nur kalorienarme Diäten, sondern entwickeln regelrechte Eßstörungen wie *Anorexie* und *Bulimie,* deren Zusammenhang mit Menstruationsanomalien bekannt ist. Diese Störungen werden in Kapitel 8 behandelt und hier daher nur kurz angesprochen. Eine Studie über 50 Mittel- und Langstreckenläuferinnen verschiedener Nationalitäten, die vor kurzem am British Olympic Medical Centre durchgeführt wurde, hat ergeben, daß 50 Prozent der Läuferinnen mit Amenorrhöe an voll ausgeprägten Eßstörungen oder Vorstufen dazu litten, während es bei den Läuferinnen mit normalem Zyklus nur 12 Prozent waren. Ähnliche Ergebnisse wurden für andere Sportarten ermittelt. Auch die Verbindung von psychischem Streß und unzureichender Kalorienzufuhr kann Menstruationsstörungen auslösen.

Vegetarische Ernährung

Bei mehreren Studien über Läuferinnen fiel auf, daß sich unter den Sportlerinnen mit unregelmäßiger Menstruation überdurchschnittlich viele Vegetarierinnen befanden. Allerdings war die Anzahl der untersuchten Personen immer nur sehr gering.

Bei nichtaktiven Frauen können vegetarische Abmagerungsdiäten zu Menstruationsstörungen wie dem Aussetzen der Ovulation oder Amenorrhöe führen. Hier könnten sich künftige Forschungen lohnen, doch im Moment sollte man nur recht vorsichtige Schlüsse ziehen.

Menstruations-Vorgeschichte

Frauen mit einer späten Menarche oder einer Vorgeschichte von Menstruationsstörungen entwickeln mit größerer Wahrscheinlichkeit eine Oligo- oder Amenorrhöe, wenn sie intensiv zu trainieren beginnen. Andererseits scheint Training bei Frauen, die bereits geboren haben, weniger leicht zu Unregelmäßigkeiten im Zyklus zu führen. Sogar Sportlerinnen, die vor der Schwangerschaft eine längere Amenorrhöe hatten, menstruieren danach möglicherweise ganz regelmäßig, trotz intensiven Trainings. Das ist vielleicht auf eine Zunahme an Gewicht oder Körperfett oder auch auf Veränderungen in der Funktion des Hypothalamus zurückzuführen.

Psychischer Druck

Es ist allgemein bekannt, daß Frauen aus allen Schichten und Berufen in Streßzeiten aufhören zu menstruieren. Im Leben einer jungen Sportlerin gibt es oft viele Belastungen und Konflikte, zum Beispiel schulische Anforderungen, Examensvorbereitung, Probleme in der Beziehung, Qualifikations-Wettkämpfe und Druck durch die Familie. Kommen mehrere solcher Faktoren zusammen, genügt das vielleicht, um den Zyklus einige Zeit zu unterbrechen.

Können Frauen mit Amenorrhöe schwanger werden?

Viele aktive Frauen machen sich Sorgen, daß eine längere Amenorrhöe bedeutet, sie seien unfruchtbar. Das ist nicht der Fall. Es ist sogar möglich, schwanger zu werden, bevor eine Periode eintritt. Denn die Eierstöcke produzieren das Ei, während sich die Gebärmutterschleimhaut verdickt, und diese Schicht wird nur abgestoßen (als Menstruation), wenn das Ei nicht befruchtet wurde. Dies als Warnung, daß Sie trotzdem verhüten müssen!

TRAINING, SEXUALHORMONE UND KNOCHENDICHTE

Wie beeinflußt körperliche Bewegung die Knochendichte?

Knochenmasse ist keine statische Substanz, die, wenn sie sich einmal gebildet hat, lebenslang unverändert bleibt. Es findet vielmehr eine ständige Fluktuation statt: Alte Knochensubstanz wird abgebaut, neue eingelagert. Dadurch erhält der Knochen seine Festigkeit und kann sich Veränderungen anpassen. Er reagiert insbesondere auf mechanische Beanspruchung; an stark belasteten Stellen wird neue Knochenmasse aufgebaut (z. B. in den Beinen einer Läuferin, dem Unterarm einer Tennisspielerin oder beim Rudern im Bereich der Lendenwirbelsäule). Körperliches Training wirkt sich auf das Skelett also positiv aus, weil es die Knochen kräftigt, die eine überdurchschnittliche Dichte entwickeln.

Es überrascht daher nicht, daß die Knochendichte bei Frauen, die regelmäßig trainieren, höher ist als bei gleichaltrigen Frauen, die keinen Sport treiben. Forschungen am British Olympic Medical Centre konnten zeigen, daß Läuferinnen mit regelmäßigem Zyklus in den Hüften eine wesentlich höhere Knochendichte aufweisen als die durchschnittliche Europäerin – sogar Sportlerinnen, die auf die Menopause zugingen. Wenn diese höhere Knochendichte auch im späteren Alter erhalten werden kann, ist das Risiko von Osteoporose und Hüftfrakturen bei diesen Frauen wesentlich geringer.

Sind Sexualhormone für die Gesundheit der Knochen wichtig?

Bei Frauen wirken die Hormone Östrogen und Progesteron direkt auf die Knochenzellen und den Zyklus des Knochenstoffwechsels ein. Ist der Spiegel dieser beiden Hormone niedrig (wie es bei Amenorrhöe der Fall ist), dann wird alte Knochensubstanz unkontrolliert abgebaut und die Bildung neuer Knochenmasse gehemmt. Das Ergebnis ist der Verlust von Knochensubstanz und ein Ausdünnen der mikroskopisch kleinen Knochenbälkchen, der Gerüststruktur, in die neue Knochensubstanz eingelagert wird.

Wie verändert sich die Knochendichte mit dem Alter?

Die Knochendichte wächst in der Pubertät schnell an und erreicht mit etwa 30 Jahren einen Höhepunkt (siehe Abb. 5 auf S. 76). Ab etwa 35 Lebensjahren nimmt die Knochendichte bis zu den Wechseljahren allmählich ab, um 0,5–1 Prozent jährlich. In der Menopause fallen der Östrogen- und der Progesteronspiegel auf sehr niedrige Werte, und mehrere Jahre lang wird die Knochensubstanz sehr rasch abgebaut; der Verlust beträgt bis zu 8 Prozent jährlich. Allmählich passen sich die Knochen an den neuen Hormonspiegel an, und die Geschwindigkeit des Substanzverlustes sinkt auf 1 Prozent im Jahr. Die Jahre nach der Menopause sind also entscheidend für das Osteoporose-Risiko und die Anfälligkeit für Knochenbrüche. Besonders bruchgefährdet sind die Handgelenke, die Wirbelsäule und die Hüftgelenke.

Der Maximalwert der im Leben erreichten Knochenmasse hängt bis zu einem gewissen Grad von der erblichen Veranlagung ab, läßt sich aber durch regelmäßige Bewegung steigern, während er durch Immobilität, chronische Krankheit, Rauchen, gewisse Medikamente und natürlich durch einen niedrigen Spiegel von Sexualhormonen verringert wird. Der altersbedingte Knochenschwund läßt sich möglicherweise durch Bewegung und Hormonsubstitution verlangsamen. Das Risiko osteoporosebedingter Brüche steht in direktem Zusammenhang zum erreichten Maximalwert an Knochensubstanz; je höher dieser ist, desto geringer die Wahrscheinlichkeit, daß eine Frau je an Osteoporose erkranken wird. Bei Sportlerinnen mit Amenorrhöe besteht die Befürchtung, daß sie ihr maximales Potential an Knochensubstanz nie erreichen und daher schon früh eine Osteoporose und damit eine größere Bruchanfälligkeit entwickeln werden.

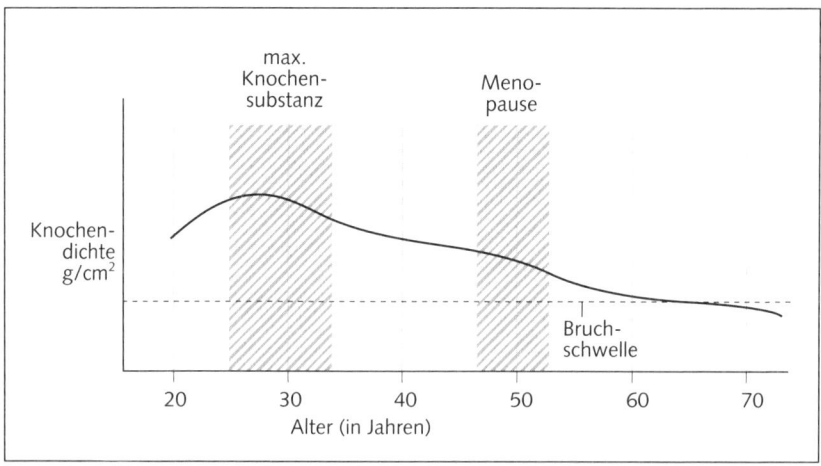

Abb. 5: Schematische Darstellung der altersbedingten Veränderungen in der Knochendichte bei normalen Frauen. Die Knochendichte steigt in der Pubertät rasch an, erreicht im 3. und 4. Lebensjahrzehnt ihren Gipfel und nimmt dann langsam ab. In den Wechseljahren wird aufgrund des sinkenden Östrogen- und Progesteronspiegels die Knochensubstanz 3–8 Jahre lang beschleunigt abgebaut. Die Bruchschwelle ist ein theoretischer Wert, unterhalb dessen osteoporose-bedingte Brüche mit hoher Wahrscheinlichkeit vorkommen. Durchschnittlich erreicht eine Frau diesen Wert mit Mitte sechzig. Frauen mit einer überdurch-schnittlichen Knochendichte erreichen die Bruchschwelle erst später, Frauen mit unterdurchschnittlicher Knochendichte sind schon gefährdet, bevor sie 60 Jahre alt sind.

Ist bei Frauen mit Amenorrhöe die Knochendichte geringer?

In den ersten Arbeiten über die Knochendichte bei Sportlerinnen wurden vor allem die Lendenwirbelsäulen von Läuferinnen mit normalem Zyklus und von Läuferinnen mit Amenorrhöe miteinander verglichen. Dabei wurde festgestellt, daß die Knochendichte bei den Läuferinnen, bei denen die Periode ausblieb, bis zu 25 Prozent geringer sein konnte. Doch damit ist wenig über die Knochendichte von Sportlerinnen mit Amenorrhöe im Vergleich zu nichtaktiven Frauen ausgesagt. Neuere Arbeiten haben gezeigt, daß Laufen die Knochendichte der Lendenwirbelsäule kaum steigert; der Verlust an Knochensubstanz geht daher voll auf das Konto des niedrigen Östrogenspiegels (siehe Abb. 6). Bei einzelnen Sportlerinnen kann die Knochendichte sogar 30 Prozent unter dem Altersdurchschnitt liegen und entspricht damit dem Wert einer 70jährigen! Zwei Studien haben eine lineare Beziehung zwischen der jährlichen Anzahl von Perioden und der Knochendichte aufgezeigt: Je weniger

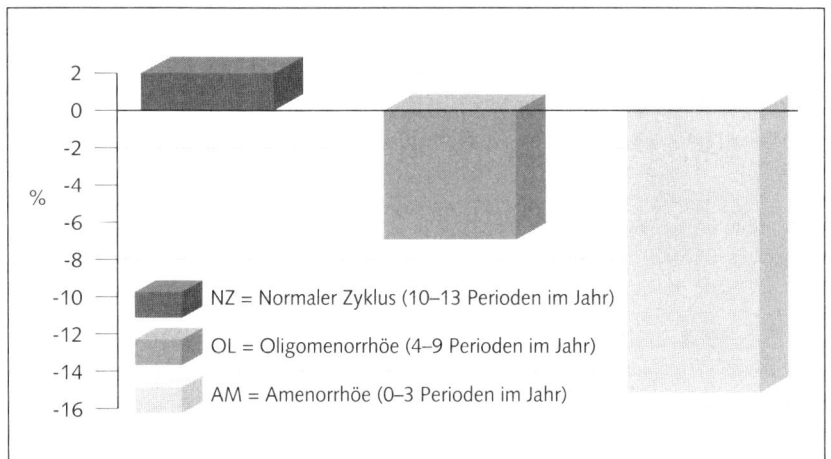

Abb. 6: Diagramm der Knochendichte in der Lendenwirbelsäule bei Mittel- und Langstreckenläuferinnen im Alter von 17–35 Jahren, prozentual in bezug zu den Durchschnittswerten altersgleicher Frauen aus der Normalbevölkerung (Null-Wert). Zu beachten ist die lineare Beziehung zwischen der Anzahl von Perioden pro Jahr und der Knochendichte. Die Knochendichte bei Läuferinnen mit normalem Zyklus liegt nicht signifikant über der der Durchschnittsbevölkerung, doch Sportlerinnen mit Oligo- oder Amenorrhöe weisen deutlich niedrigere Werte auf als für ihre Altersgruppe erwartet. (Aus einer Studie des British Olympic Medical Centre)

Perioden, desto geringer die Dichte. Auch das ist aus Abbildung 6 ersichtlich.

Ruderer haben bekanntlich kräftige Rückenmuskeln, und interessanterweise konnte bei einer Gruppe von Spitzensportlerinnen dieser Sportart nachgewiesen werden, daß die Knochendichte in der Lendenwirbelsäule wesentlich höher liegt als bei einer Gruppe nichtaktiver Frauen oder einer Gruppe Langstrecken-Spitzenläuferinnen. Dies wirft ein Licht auf die lagespezifische Wirkung sportlichen Trainings auf das Skelettsystem.

Während Laufen wenig Auswirkung auf die Knochendichte der Lendenwirbelsäule zu haben scheint, ist die Dichte der Hüftknochen bei Läuferinnen mit normalem Zyklus ausgesprochen hoch. Laufen könnte ein ausreichender Stimulus sein, um einem Substanzverlust an dieser Stelle des Skeletts vorzubeugen. Einige Befunde weisen darauf hin, daß in der Hüfte tatsächlich Knochenmasse erhalten bleibt, doch haben Forscher am British Olympic Medical Centre (BOMC) herausgefunden, daß Läuferinnen mit Amenorrhöe trotz intensiven Trainings

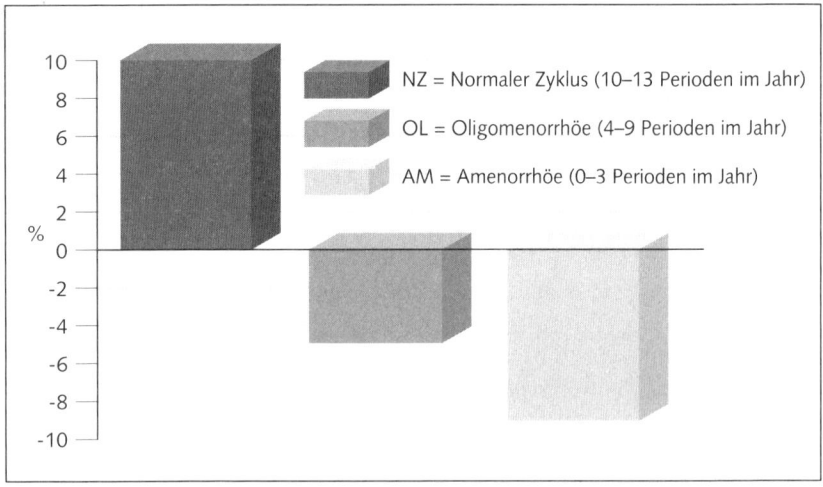

Abb. 7: Diagramm der Knochendichte in der linken Hüfte bei Langstreckenläuferinnen zwischen 17 und 35 Jahren, prozentual in bezug zum Durchschnittswert altersgleicher Frauen aus der Normalbevölkerung. Zu beachten ist der lineare Zusammenhang zwischen der Anzahl von Perioden im Jahr und der Knochendichte. Die Knochendichte von Läuferinnen mit normalem Zyklus liegt erheblich über dem Durchschnitt, die der Amenorrhöe-Gruppe deutlich unter dem erwarteten Wert. (Aus einer Studie des British Olympic Medical Centre)

auch im Hüftbereich beträchtliche Knochensubstanzverluste hinnehmen müssen (siehe Abb. 7).

Welche langfristigen Konsequenzen hat eine geringe Knochendichte?

Kehrt bei einer Sportlerin mit Amenorrhöe die Menstruation zurück oder unterzieht sie sich einer Östrogentherapie, dann sieht es so aus, als würde sich die Knochendichte im ersten Jahr um etwa 4–5 Prozent erhöhen. Unbekannt ist, ob eine solche Erhöhung über die folgenden Jahre Bestand hat. Daten über Frauen nach der Menopause, die mit Hormonsubstituten behandelt wurden,

lassen erkennen, daß der Zuwachs im zweiten Jahr geringer ist. Vom dritten Jahr an bleibt die Knochendichte erhalten, erhöht sich aber nicht weiter. Daher läßt sich insgesamt eine Zunahme von 8–10 Prozent erwarten. Doch möglicherweise ist die Zukunft für Sportlerinnen, die an Amenorrhöe leiden, gar nicht so düster. Eine Studie über Läuferinnen zwischen 40 und Menopause, bei denen früher einmal Menstruationsstörungen aufgetreten waren, hat eine Knochendichte ergeben, die annähernd genauso hoch oder höher als die Durchschnittswerte dieser Altersgruppe lag. Zwar war die Knochendichte in der Lendenwirbelsäule

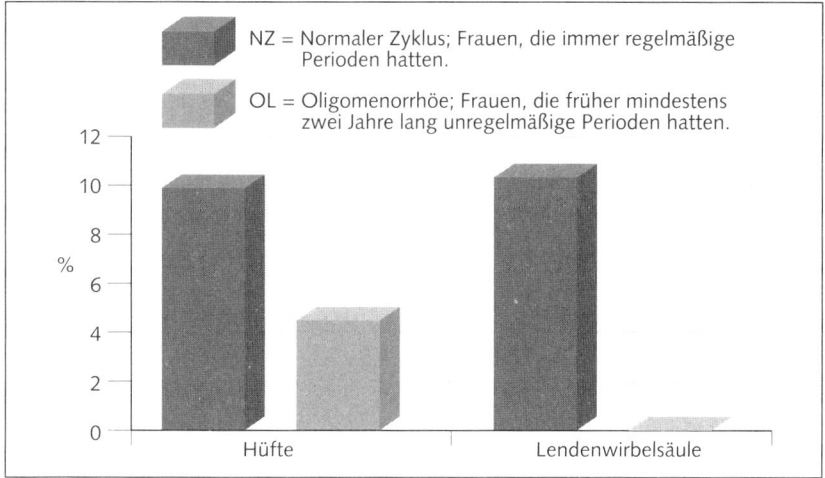

Abb. 8: Diagramm der Knochendichte in der linken Hüfte und der Lendenwirbelsäule bei Mittel- und Langstreckenläuferinnen zwischen 40 Jahren und der Menopause. Die Knochendichte ist prozentual in bezug zum Durchschnittswert altersgleicher Frauen aus der Normalbevölkerung angegeben. Bei der Knochendichte in der Lendenwirbelsäule besteht zwischen den beiden Gruppen ein großer Unterschied, bei der Hüfte nicht. Dies deutet auf langfristige Wirkungen von Menstruationsstörungen auf die Knochendichte hin, die aber wohl durch die Rückkehr der Menstruation und fortgesetztes Training teilweise ausgeglichen werden konnten. (Aus eine Studie des British Olympic Medical Centre)

bedeutend geringer als bei einer vergleichbaren Gruppe von Läuferinnen, die immer einen normalen Zyklus hatten. Doch die Knochendichte im Hüftbereich war erhöht (siehe Abb. 8). Das könnte bedeuten, daß bei der Rückkehr der Menstruation die Knochenmasse wieder zunimmt und dann aufgrund der positiven Wirkung des Trainings erhalten bleibt. Um festzustellen, ob dies für alle von Amenorrhöe betroffenen Frauen zutrifft, sind Langzeitstudien nötig, bei denen Läuferinnen vom Teenager-Alter bis mindestens zur Menopause beobachtet werden.

Kommen bei Frauen mit Amenorrhöe mehr Muskel- und Sehnenverletzungen vor?

Es gibt zahlreiche Einzelfälle von Läuferinnen, die sich häufig Verletzungen der weichen Gewebe zuzuziehen scheinen. Viele dieser Läuferinnen haben keinen regelmäßigen Zyklus. Studien über Läuferinnen und Tänzerinnen haben bei den Frauen mit unregelmäßigem Zyklus eine größere Häufigkeit von Muskel- und Sehnenverletzungen festgestellt. Die Gründe dafür sind unklar, obwohl

Östrogen auch eine gewisse Wirkung auf Sehnen und Bänder ausübt. So werden die Bänder einer Schwangeren kurz vor der Geburt, wenn der Östrogenspiegel sehr hoch ist, weich und dehnfähig. Dadurch kann sich das Becken weiten und das Baby durchtreten. Möglicherweise trifft auf Sportlerinnen das Gegenteil zu: Wenn der Östrogenspiegel sehr niedrig ist, verlieren die Bänder vielleicht an Flexibilität und werden verletzungsanfälliger.

Kommen bei Frauen mit Menstruationsstörungen mehr Ermüdungsbrüche vor?

Mehrere Berichte über Einzelfälle haben bei Sportlerinnen mit unregelmäßigem Zyklus eine erhöhte Häufigkeit von Ermüdungsbrüchen erkennen lassen. Anfangs wurde angenommen, dies sei auf eine geringe Knochendichte zurückzuführen, was sich allerdings nicht bestätigen ließ. Eine andere Erklärung wäre, daß für einen normalen Knochenstoffwechsel ein bestimmter Östrogenspiegel erforderlich ist. Sinkt der Östrogenspiegel, verlangsamt sich die Anpassung des Knochens an die Belastung, so daß Mikrofrakturen leichter vorkommen oder schlechter heilen. Auch auf diesem Gebiet sind weitere Forschungen nötig.

Der Zyklus, in dem sich ein Knochen vollständig erneuert, dauert etwa drei Monate; daher sollten größere Änderungen in der Trainingstechnik nach und nach eingeführt werden, mindestens über zehn Wochen verteilt. Wird das Training zu rasch umgestellt, können im Knochen Mikrofrakturen auftreten. Wenn diese keine Zeit zum Ausheilen haben, können sie schließlich zu einem Ermüdungsbruch führen. Ein typisches Beispiel ist eine Langstreckenläuferin, die nach einer Verletzung ihr Training wieder aufnahm und sich zum Ziel setzte, innerhalb von sechs Wochen wieder ihren ursprünglichen Trainingsumfang von 75 Kilometern pro Woche zu erreichen. Vier bis acht Wochen nach dem Wiederbeginn des Trainings setzten allmählich Schmerzen im Schienbein ein, und es wurde ein Ermüdungsbruch diagnostiziert.

Besteht ein erhöhtes Risiko von osteoporosebedingten Brüchen?

Es gibt mehrere Berichte über Ermüdungsbrüche, die dann zu vollständigen Frakturen führten, doch erst vor kurzem wurde der Fall eines osteoporoseartigen Bruchs bei einer jungen Sportlerin bekannt. Die dreißigjährige Langstreckenläuferin hat eine Vorgeschichte von sieben Jahren sportbedingter Amenorrhöe; ihre Knochendichte lag unterhalb des unteren Normbereichs für ihr Alter. Sie hatte schon mehrere Ermüdungsbrüche erlitten, und während sie sich von einem solchen Bruch erholte, rutschte sie im Schwimmbad aus und brach sich den Oberarm. Dieser Bruch war vom selben

Typ, wie er häufig bei Frauen nach der Menopause, die an Osteoporose erkrankt sind, zu beobachten ist. Vielleicht überrascht es, daß sich nicht mehr Sportlerinnen mit niedriger Knochendichte Osteoporosebrüche zuziehen. Möglicherweise sind die Knochenbälkchen noch nicht im selben Ausmaß wie bei älteren Frauen geschädigt, obwohl die Knochendichte ähnlich gering ist. Dann kann der Knochen größeren Kräften widerstehen, bevor er bricht. Möglich ist auch, daß eine junge Sportlerin, deren Knochenbälkchen noch intakt sind, ihre geringe Knochendichte eher wieder ausgleichen kann als eine 70jährige. Diese Fragen sind noch nicht beantwortet.

Wie kann eine sportbedingte Amenorrhöe behandelt werden?

Zwar sind zu den langfristigen Folgen einer Amenorrhöe noch viele Fragen offen, doch allgemein herrscht die Ansicht, daß eine Amenorrhöe, die länger als sechs Monate dauert, auf ihre Ursachen hin untersucht und gegebenenfalls behandelt werden sollte. Ihr Hausarzt ist in der Lage, viele der häufigen Gründe für Menstruationsstörungen auszuschließen, doch die volle Diagnose und Behandlung erfordert Spezialisten mit einem besonderen Interesse an diesem Gebiet. Geeignete Fachärzte sind Gynäkologen, Endokrinologen, Orthopäden oder Fachärzte für Sportmedizin. Vielleicht müssen noch weitere Spezialisten hinzugezogen werden, zum Beispiel Sportökotrophologen, Sportphysiologen und Psychologen. Die Untersuchung wird eine detaillierte Fallgeschichte umfassen, körperliche Untersuchungen, Bluttests und in manchen Fällen weitere Spezialuntersuchungen. Zieht sich eine Amenorrhöe länger hin, ist eine Untersuchung der Knochendichte in der Lendenwirbelsäule und/oder Hüfte angebracht.

Behandlungen mit Hormonen sind vielleicht nicht notwendig, wenn Risikofaktoren wie geringes Gewicht, Eßstörungen und übertriebenes Training verringert werden können, so daß sich die Menstruation von selbst wieder einspielt. Doch viele Sportlerinnen sind nicht bereit, ihr Training zu reduzieren oder zuzunehmen, und wenn die Amenorrhöe trotz der Verringerung aller anderer Risikofaktoren bestehen bleibt, wird in der Regel eine Hormontherapie verordnet. Welche Hormone genau verwendet werden, hängt vom individuellen Fall und den Präferenzen des Spezialisten ab. Sowohl östrogenhaltige Kontrazeptiva (Pille) als auch eine Hormon-Substitutionstherapie können den weiteren Verlust von Knochensubstanz verringern und die Knochendichte vielleicht sogar leicht erhöhen.

Die Hormon-Substitutionstherapie ist in erster Linie für Frauen nach der Menopause gedacht; sie ersetzt das nun fehlende Östrogen und Progesteron in Mengen, die der früheren körperlichen Produktion entsprechen. Die Dosierung ist daher vielleicht nicht optimal für Frauen, die sich noch vor der Menopause befinden. Doch diese Therapie hat den Vorteil, daß »natürliche« Hormone verabreicht werden, die weniger Nebenwirkungen für das Blut haben als Kontrazeptiva. Diese enthalten relativ große Mengen synthetisches Östrogen und Progesteron, die den normalen Menstruationszyklus unterdrücken, indem sie die Ausschüttung von LH und FSH im Gehirn verhindern. Zu den Nebenwirkungen beider Behandlungsformen gehören Gewichtszunahme, Empfindlichkeit der Brüste, Schmierblutungen und emotionale Labilität, doch das legt sich meist in den ersten Monaten der Behandlung wieder. Betroffene Sportlerinnen sollten bedenken, daß Millionen von Frauen auf der ganzen Welt nach beiden Methoden behandelt werden, ohne daß sich die geringsten Nebenwirkungen einstellen.

Calcium-Ergänzungspräparate kamen als Alternative zur Hormontherapie ins Gespräch, doch im Moment gibt es noch keine Belege, daß sie den Verlust von Knochensubstanz bei sportbedingter Amenorrhöe verhindern können. Vernünftig ist sicher die Einnahme von Calcium *zusätzlich* zur Hormontherapie, vor allem, da die Ernährung mancher Sportlerinnen den Bedarf an diesem lebenswichtigen Mineralstoff nicht deckt.

Eine Hormontherapie kann über Jahre hinweg andauern, bis die Sportlerin beschließt, ihr Training zu reduzieren oder eine Familie zu gründen. In den meisten Fällen kehrt dann die normale Menstruation innerhalb weniger Monate zurück. Wenn sich die Menstruation nach einem Jahr immer noch nicht einstellt, ist das ein Hinweis darauf, daß die Störung andere Ursachen hat, zum Beispiel ein medizinisches Problem, eine anhaltende Eßstörung oder Untergewicht. Bei einigen Frauen bringt eine spezielle Hormontherapie den Körper wieder »in Schwung«. Abbildung 9 enthält ein Flußdiagramm zur Behandlung einer sportbedingten Amenorrhöe.

Fallgeschichte

Eine 14jährige Läuferin wurde von ihren Freundinnen darauf hingewiesen, sie hätte ein ganz schönes Bäuchlein. Sie beschloß, eine Diät zu machen, und nahm drei Kilo ab. An ihrer Figur änderte sich dabei nichts, doch sie lief schneller. Das spornte sie dazu an, noch mehr abzunehmen; wieder verbesserten sich ihre Leistungen. Sie wog jetzt 44,5 Kilo und gewann ein Rennen nach dem anderen, fühlte sich toll in Form und kam ins Gespräch. Also nahm sie noch mehr ab. Jedesmal, wenn sie etwas aß, bekam sie Schuldgefühle; daher sorgte sie immer für einen »leeren« Magen, indem sie

Abb. 9: Flußdiagramm zur Analyse und Behandlung von Menstruationsstörungen bei Sportlerinnen. Mit angegeben sind Spezialisten, die möglicherweise in der Lage sind, in der jeweiligen Phase weiterzuhelfen.

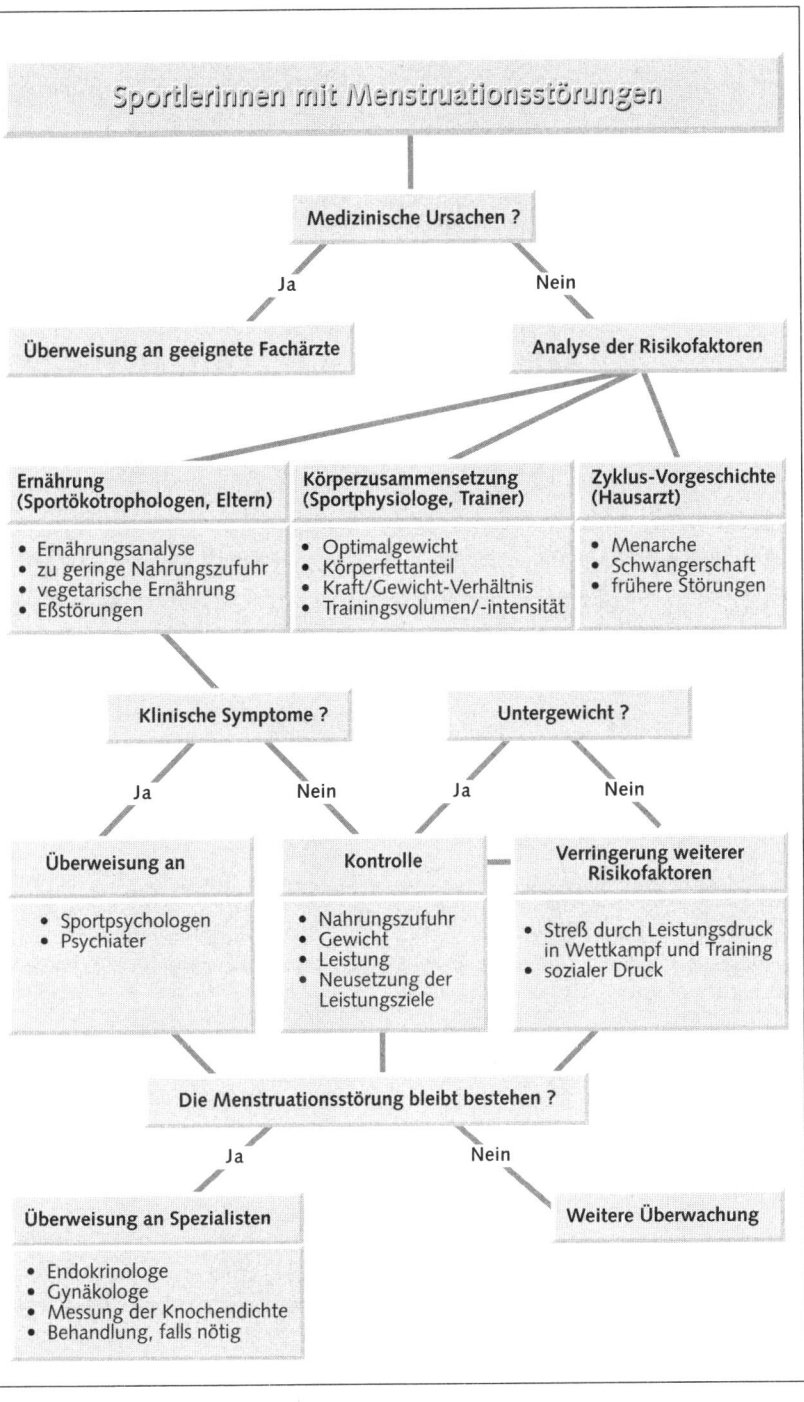

nach den Mahlzeiten erbrach. Nach einiger Zeit wog sie nur noch 38 Kilo. Inzwischen trainierte sie mindestens zweimal täglich und fühlte sich ständig erschöpft. Trotzdem war sie immer noch davon überzeugt, sie wäre zu dick und müßte weiter abnehmen. Es kam zu einem Ermüdungsbruch. Als sie nur noch 32 Kilo wog, wurde sie in eine psychiatrische Klinik für Jugendliche eingewiesen, um ihre Anorexie und Bulimie zu behandeln. Zwei Jahre später hatten sich ihre Eßgewohnheiten verbessert, aber sie hatte immer noch keine Periode und drei Ermüdungsbrüche hinter sich. Jetzt wurde sie an einen Hormonspezialisten überwiesen, der eine Behandlung begann. Ein Jahr später hatte sie ihre Eßstörung fast überwunden, wog 44,5 Kilo und begann wieder, beim Laufen gute Leistungen zu zeigen. Messungen der Knochendichte in diesem Stadium ergaben einen Wert, der 10 Prozent unter dem Durchschnitt ihrer Altersgruppe lag.

Zusammenfassung

♦ Körperliche Bewegung erhöht die Knochendichte. Im allgemeinen haben aktive Frauen eine höhere Knochendichte und sind einem geringeren Osteoporose-Risiko ausgesetzt als nichtaktive Frauen.

♦ Menstruationsstörungen wie Oligomenorrhöe (unregelmäßige Perioden) und Amenorrhöe (Ausbleiben der Perioden) kommen bei Sportarten häufiger vor, bei denen ein niedriges Gewicht und ein geringer Körperfettanteil als Vorteile gelten, zum Beispiel beim Langstreckenlauf, Turnen und Eiskunstlauf.

♦ Amenorrhöe kann mehr als eine einzige Ursache haben; verantwortlich ist meist ein Zusammenwirken mehrerer Faktoren. Dazu gehören ein hoher Umfang und möglicherweise auch eine große Intensität des Trainings, psychischer Druck, ein geringer Körperfettanteil, geringes Gewicht, eine Beschränkung der Kalorienzufuhr, eine spät einsetzende Menarche (Zeitraum des ersten Eintritts der Monatsblutung) sowie Eßstörungen.

♦ Voll ausgeprägte Eßstörungen oder Vorstufen dazu kommen bei Sportlerinnen mit Amenorrhöe häufiger vor als bei Sportlerinnen mit normalem Zyklus.

♦ Die Knochendichte ist bei Frauen mit Amenorrhöe erheblich geringer als bei Sportlerinnen mit normalem Zyklus. Trotz intensiven Trainings kann die Knochendichte bis zu 30 Prozent unter dem Durchschnittswert für Frauen entsprechenden Alters liegen.

♦ Es gibt einen linearen Zusammenhang zwischen der Anzahl von Perioden pro Jahr und der Knochendichte – je weniger Perioden, desto geringer die Knochendichte.

♦ Sobald sich der normale Zyklus wieder einstellt, erhöht sich auch die Knochendichte wieder.

- Bei Sportlerinnen mit Amenorrhöe besteht ein größeres Risiko von Muskel- und Bänderverletzungen, Ermüdungsbrüchen sowie einer frühen Entwicklung von Osteoporose.
- Eine Amenorrhöe läßt sich rückgängig machen und der normale Zyklus wiederherstellen, wenn die betroffene Sportlerin ihr Körpergewicht erhöht, den Trainingsumfang verringert und ein normales Eßverhalten entwickelt.
- Falls die Amenorrhöe trotzdem bestehen bleibt, ist möglicherweise eine Hormon-Substitutionstherapie oder eine Therapie mit Kontrazeptiva angebracht.

Tips für die Praxis

Falls Sie an Oligomenorrhöe (zwischen vier und neun Perioden im Jahr) oder Amenorrhöe (unter drei Perioden im Jahr oder keine Periode in sechs Monaten) leiden, können Sie das Risiko von Ermüdungsbrüchen und früher Osteoporose wie folgt verringern:

- Reduzieren Sie allmählich die Häufigkeit, den Umfang und die Intensität Ihres Trainings.
- Verändern Sie Ihr Trainingsprogramm und beziehen Sie mehr Cross-Training ein.
- Essen Sie etwas mehr, um ein wenig zuzunehmen – nach und nach.
- Schränken Sie Ihre Kalorien- oder Nahrungszufuhr nicht übermäßig ein.
- Sprechen Sie mit Ihrem Arzt, der Sie an einen Ernährungsberater, einen Sportökotrophologen, einen Sportpsychologen oder eine Selbsthilfegruppe verweisen wird, wenn Sie den Verdacht haben, daß Sie an einer Eßstörung leiden.
- Unternehmen Sie etwas, um Ihren psychischen Streß zu verringern.
- Ziehen Sie sich eine Weile von Wettkämpfen zurück, um den ständigen, enormen Leistungsdruck zu verringern.

Wenn trotz dieser Maßnahmen die Menstruationsstörungen weiter anhalten, bitten Sie Ihren Arzt, Sie an einen Spezialisten zu überweisen.

5

Ernährung im Teamsport

JOHN BREWER

Zu den Mannschaftssportarten, bei denen Frauenteams Tradition haben, gehören Hockey, Korbball, Handball und Volleyball. Weil früher weit weniger Teamsportarten auch Frauen zugänglich waren, war dort der Anteil der Sportlerinnen relativ gering. Doch in den letzten Jahren haben sich Frauen neue Sportarten erobert – Fußball, Kricket und Rugby, zum Beispiel –, die früher als Männerdomäne galten. Die Einführung von Nationalligen und internationalen Wettkämpfen für Frauen hatte zur Folge, daß heute sowohl im Spitzen- als auch im Breitensport wesentlich mehr Frauen in Teamsportarten aktiv sind. 1990 fand in den USA der erste World Cup im Frauenfußball statt, 1994 gewann England den zweiten Weltcup im Frauenrugby. Solche Wettkämpfe finden in den Medien oft starke Beachtung, was bei immer mehr Frauen das Interesse am Teamsport weckt. Doch die leitenden Gremien vieler dieser jungen Teamsportarten sind immer noch klein, die Trainer relativ schlecht ausgebildet und die Beratungsmöglichkeit in Bereichen wie Sporternährung daher begrenzt. Es ist absolut notwendig, daß sowohl die Trainer als auch die Sportlerinnen bereits in einem frühen Stadium korrekte Informationen und praktische Ratschläge erhalten, damit die Sportlerinnen gesund bleiben und sich der Frauenteamsport weiter erfolgreich entwickelt.

Welche Rolle spielt die Ernährung im Teamsport?

Für Individualsportarten wie Radrennen, Schwimmen und Laufen wurde bisher in großem Umfang erforscht, wie Erfolg und Ernährung zusammenhängen. Das war möglich, weil die Forscher demonstrieren konnten, wie zum

Beispiel ein hoher Kohlenhydratanteil in der Ernährung die Leistung beim Laufen oder Radfahren unmittelbar verbessern kann. Anreiz für viele Sportlerinnen und Sportler, sich auf eine kohlenhydratreiche Ernährung umzustellen, in dem Bewußtsein, daß die eigene Leistung dadurch gesteigert wird. Leider läßt sich der Zusammenhang zwischen optimaler Ernährung und Leistung beim Teamsport nicht so offenkundig nachweisen. Denn der Erfolg hängt hier von vielen Faktoren ab, von Geschicklichkeit, strategischem Denken (Taktik) und Teamarbeit in gleichem Maße wie von Fitneß und Ernährung. Aufgrund dieser Vielfalt der Erfolgsbedingungen ist es oft viel schwieriger, sowohl die Trainer als auch die Sportlerinnen-Teams zu überzeugen, daß die richtige Ernährung für sie genauso wichtig ist wie im Individualsport.

Etliche neue Studien haben gezeigt, daß sich bei korrekter Ernährung in Mannschaftssportarten wie Fußball und Hockey höhere Arbeitsleistungen länger durchhalten lassen – vor allem in der zweiten Halbzeit – und sich auch die Erholungsphase nach dem Match verkürzt. Die typische Müdigkeit in der zweiten Halbzeit kommt nicht so stark zum Ausbruch, wenn die Spielerinnen vor dem Kampf eine kohlenhydratreiche Mahlzeit zu sich nehmen. Trotzdem ist eine optimale Ernährung noch keine Erfolgsgarantie, sondern lediglich ein Faktor, der mithelfen kann, die Leistung des einzelnen und damit des ganzen Teams zu verbessern.

Wie sieht die Ernährung im Frauenteamsport heute aus?

Die Ernährungsgewohnheiten der Spielerinnen wurden bisher nur wenig erforscht. In einer vor kurzem durchgeführten Studie über Hockeyspielerinnen wurde festgestellt, daß ihre Ernährung sich zu 54 Prozent aus Kohlenhydraten, zu 27 Prozent aus Fett und zu 15 Prozent aus Protein zusammensetzte. Außerdem zeichnete sich ab, daß die Energiezufuhr in der Spielsaison niedriger ist als der Energieverbrauch. Leicht beunruhigend war die Entdeckung, daß acht der neun Spielerinnen, die an der Studie teilnahmen, während der Saison abzunehmen versuchten: Die Calcium- und Eisenzufuhr dieser Spielerinnen lag 30 Prozent unter der empfohlenen Tagesmenge.

In einer ähnlichen Studie über Basketballspielerinnen lag die Energiezufuhr ebenfalls unter dem geschätzten Energieaufwand, und aus vielen anderen Sportarten kommen Berichte, daß die Sportlerinnen bei einer kontinuierlich hohen Trainingsbelastung weniger Kalorien zu sich nehmen, als zu erwarten wäre. Wenn das wirklich der Fall ist, dann müßte bei den Sportlerinnen ein Gewichtsverlust zu beobachten sein. Doch mehreren Studien zufolge bleibt das Gewicht der Sportlerinnen im allgemeinen konstant, trotz der Diskrepanz zwischen Energiezufuhr und Energieverbrauch. Die Forschung neigt allgemein zu der Ansicht, daß hier keine seltsamen Anpassungsmechanismen des Stoffwechsels an eine niedrige Energieversorgung vorliegen, sondern die Sportlerinnen dazu tendieren, nicht alles anzugeben, was sie essen! Das größte Problem bei kalorienarmen Diäten ist, daß dem Körper möglicherweise zu geringe Mengen von Vitaminen, Mineralstoffen, Protein und Kohlenhydraten zugeführt werden.

Zwar sind die verfügbaren Forschungsergebnisse etwas begrenzt, doch gibt es eindeutige Hinweise darauf, daß viele Mannschaftsspielerinnen ihre Kohlenhydratzufuhr erhöhen sollten, um für das intensive Training und die Wettkämpfe fit zu sein. Dabei ist zu berücksichtigen, daß immer einige Sportlerinnen versuchen werden, ihre Kalorienzufuhr zu beschränken, damit sie abnehmen; bei der Ernährungsberatung ist also großes Einfühlungsvermögen nötig. Den Sportlerinnen, die sich Sorgen über ihr Gewicht machen, sollte erklärt werden, daß bei sorgfältiger Planung eine kohlenhydratreiche Ernährung keine Erhöhung der gesamten Kalorienzufuhr bedeuten muß.

Welche Ernährung ist für Teamspielerinnen zu empfehlen?

1991 gab das Internationale Olympische Komitee (IOC) eine Reihe von Ernährungsempfehlungen für männliche und weibliche Sportler aller Sportarten heraus. Dort hieß es, die aktive Sportlerin solle zwischen 60 und 70

Prozent ihres gesamten Kalorienbedarfs durch Kohlenhydrate decken und 15 Prozent durch Protein. Der Fettanteil solle 30 Prozent des Energiebedarfs nicht überschreiten. Kapitel 1 dieses Buches informiert, wie sich diese Vorgaben praktisch umsetzen lassen.

Das IOC war auch der Meinung, daß Vitamin- oder Mineralstoffpräparate für Sportlerinnen nicht notwendig seien, vorausgesetzt, die Ernährung stimmt, sowohl was die Menge als auch die Qualität betrifft. 1994 erklärte der Vorstand des Internationalen Fußballverbands FIFA, die Empfehlungen des IOC hätten auch für Fußballspielerinnen Gültigkeit, und riet allen Mannschaftssportlerinnen, besonders darauf zu achten, daß sie genügend Eisen und Calcium zu sich nehmen.

Was passiert bei zu niedriger Energiezufuhr?

Die Empfehlungen des IOC beziehen sich nur auf den adäquaten Prozentanteil von Kohlenhydraten an der gesamten Energiezufuhr. Viele Forscher, die mit Mannschaftssportlerinnen gearbeitet haben, mußten feststellen, daß sich etliche Sportlerinnen an kalorienarme Diäten halten. Selbst wenn sie einen hohen Prozentsatz davon mit Kohlenhydraten bestreiten, bleibt die Kohlenhydratzufuhr insgesamt immer noch niedrig. Grund für diese Kalorienbeschränkung ist oft die Gewichtskontrolle. Doch das geht auf Kosten einer ausreichenden Energieversorgung, die den nötigen Brennstoff für Training und Wettkämpfe liefert. Die Folgen dieses ständigen »Hungerns« können in schweren Fällen Eßstörungen, Menstruationsstörungen und ein Abbau von Knochenmineralien (vor allem Calcium) sein.

Eßstörungen, die zu einer Knochenentkalkung führen, wurden mit der erhöhten Häufigkeit von Ermüdungsbrüchen bei Sportlerinnen in Verbindung gebracht (siehe Kapitel 4). Zwar ist es unwahrscheinlich, daß Mannschaftssportlerinnen insgesamt dieselben Strecken zurücklegen wie viele Ausdauersportlerinnen, doch auch durch den Druck und die Rotationskräfte, die bei vielen Teamsportarten auf den Körper einwirken, sind die Knochen und Gelenke starken Belastungen ausgesetzt. Die Tatsache, daß eine niedrige Energiezufuhr in Verbindung mit möglichen Eßstörungen das Risiko von Verletzungen und Ermüdungsbrüchen erhöht, trifft daher mit Sicherheit auch auf Mannschaftssportlerinnen zu.

Dabei ist zu betonen, daß Eßstörungen im Frauenteamsport wesentlich seltener auftreten als bei gewissen Sportarten, bei denen der Körperfettanteil eine ausschlaggebende Rolle spielt. Beim Teamsport zählt ein niedriger Körperfettanteil nicht unbedingt zu den leistungssteigernden Faktoren; Mannschaftssportlerinnen kommen daher weit weniger in die Versuchung, ihre Kalorienzufuhr drastisch einzuschränken. Trotzdem sollten alle, die mit der Ernährungsberatung von Mannschaftssportlerinnen zu tun haben, sich dieses potentiell vorhandenen Problems bewußt sein und sorgfältig darauf achten, daß ihre Ratschläge bei den Sportlerinnen nicht etwa zu einer Verringerung der Energiezufuhr führen. Besonders viel Fingerspitzengefühl ist erforderlich, wenn tatsächlich eine Beratung zum Thema Gewichtsverlust ansteht.

Welche Kohlenhydratmenge wird empfohlen?

Wieviel Kohlenhydrate Mannschaftssportlerinnen zu sich nehmen sollten, hängt vom gesamten Energiebedarf der einzelnen Spielerin ab. Wer täglich über 45 kcal/190 kJ pro Kilogramm Körpergewicht verzehrt, sollte mindestens 55

Tabelle 18: Empfohlene Tagesmenge von Kohlenhydraten für Mannschaftssportlerinnen

Gewicht (kg)	Kohlenhydrate (g)
50	300
60	360
70	420
80	480

Tabelle 19: 55 Prozent der gesamten Energiezufuhr sollte durch Kohlenhydrate gedeckt werden

Gesamtkcal/kJ	55 % der Energie (kcal/kJ)	Kohlenhydrate (g)
2000/8400	1100/4620	275
2500/10500	1375/5775	345
3000/12600	1650/6930	415
3500/14700	1925/8085	480
4000/16800	2200/9240	550

Prozent davon aus Kohlenhydraten decken. Sportlerinnen, die täglich weniger als 45 kcal/190 kJ pro Kilogramm Körpergewicht zu sich nehmen, sollten mindestens 6 g Kohlenhydrate pro Kilogramm Körpergewicht essen. Damit wird gewährleistet, daß Sportlerinnen, deren Energiezufuhr insgesamt niedrig ist, wenigstens einen großen Anteil dieser Energie aus Kohlenhydraten gewinnen. Einen Orientierungswert zu Ihrem Bedarf an Kohlenhydraten können Sie den Tabellen 18 und 19 entnehmen.

Langfristige Ernährungsstrategien

Wichtig ist, daß Mannschaftsspielerinnen einen vernünftigen Ernährungsplan für das gesamte Jahr entwickeln und nicht nur für die Spielsaison. In den Monaten der Spielpause benötigen viele Spielerinnen erheblich weniger Energie, weil sie auch weniger trainieren. Entscheidend in dieser Phase ist daher eine bewußte Anstrengung, die Energiezufuhr zu verringern, damit der Körperfettanteil nicht steigt. Um das zu erreichen, sollten die Spielerinnen insgesamt weniger essen, aber die Gewichtung der Nährstoffe beibehalten: also immer noch reichlich Kohlenhydrate und mäßige Mengen von Fett, Eiweiß und Alkohol zu sich nehmen, nur in kleineren Mahlzeiten und Snacks.

Wenn eine Spielerin ihren Körperfettanteil nach Saisonende in die Höhe klettern läßt, kommt es unweigerlich dazu, daß sie vor Saisonbeginn abnehmen muß. Die Folge davon ist oft extremes Diäthalten und eine Beschränkung der Energiezufuhr gerade in einer Zeit extremer Trainingsintensität, wenn viel Energie gebraucht wird. Die Spielerin wird an Müdigkeit leiden und gerade dann nicht konsequent trainieren können, wenn Training entscheidend ist. Muß eine Spielerin wirklich zu diesem Zeitpunkt abnehmen, dann sollte sie lediglich den Fettgehalt ihrer Ernährung verringern.

Wichtig ist, daß der Kohlenhydratverzehr hoch bleibt und die Spielerinnen, solange sie weitertrainieren, auch beim Abnehmen kohlenhydratreiche Mahlzeiten und Snacks zu sich nehmen. Es fällt also buchstäblich »ins Gewicht«, daß sich Mannschaftsspielerinnen an eine Ernährungsstrategie halten, die sich über das gesamte Jahr erstreckt und nicht nur über die Saison.

Kurzfristige Ernährungsstrategien

Es darf nicht aus dem Blickfeld geraten, daß eine kohlenhydratreiche Ernährung fürs Training genauso wichtig ist wie für Wettkämpfe. Mannschaftssportlerinnen sollten aufgefordert werden, sieben Tage in der Woche einen kohlenhydratreichen Speiseplan einzuhalten und nicht nur während der kurzen Aufbauphase vor wichtigen Turnieren; sie sollten das Bewußtsein entwickeln, daß Kohlenhydrate *der* Energielieferant schlechthin sind. Auch sollten sie über die wichtige Rolle informiert werden, die eine ausgewogene Ernährung spielen kann, sowohl bei einer optimalen Energieversorgung als auch zur Vorbeugung gegen Erkrankungen und Erhaltung des Wohlbefindens.

Bei Individualsportarten wie Leichtathletik ist es bei Sportlern gang und gäbe, daß sie Training und Vorbereitung auf bestimmte Spitzenereignisse konzentrieren, die vielleicht nur ein- bis zweimal in der Saison auf sie zukommen. Bei Teamsportarten wie Hockey, Fußball und Handball dagegen werden die Wettkämpfe die ganze Saison hindurch regelmäßig ausgetragen, oft sind alle Spiele gleich wichtig. In einer Liga kann das erste Spiel genauso wichtig sein wie das letzte, und wenn ein Team anpeilt, erst fürs Endspiel eines Cups zur Bestform aufzulaufen, hat es die besten Aussichten, gleich in der ersten Runde rauszufliegen. Im Mannschaftssport Bestform anzustreben stellt Trainer wie Sportlerinnen vor ganz andere Probleme als im Individualsport – das Team muß in der Lage sein, Bestleistungen in regelmäßigen Abständen zu wiederholen, und das die ganze Saison lang. Das läßt sich nur auf der Grundlage einer adäquaten Ernährungsstrategie erreichen.

Wie kann die Ernährung bei regelmäßigen Wettkämpfen helfen?

Die Vorbereitung für das nächste Match sollte sofort nach Beendigung des letzten anlaufen, und die Spielerinnen sollten aufgefordert werden, sofort nach jedem Wettkampf kohlenhydratreiche Snacks und Getränke zu sich zu nehmen. Denn die Enzyme, die für die Umwandlung von Kohlenhydraten in Glykogen verantwortlich sind, arbeiten in der ersten Phase nach körperlicher Anstrengung am effektivsten. Der Verzehr von Kohlenhydraten in flüssiger oder fester Form kurz danach beschleunigt erwiesenermaßen die Erholungsphase und ermöglicht es der Sportlerin, in relativ kurzer Zeit wieder zu trainieren oder zu spielen.

Bei den meisten Spielerinnen bewährt hat sich ein Verzehr von 50–100 g Kohlenhydraten unmittelbar nach dem

Wettkampf, anschließend eine weitere kohlenhydratreiche Mahlzeit etwa zwei Stunden später. Die Trainer sollten versuchen, nach einem Match Kohlenhydratreiches schon in den Umkleidekabinen anzubieten; bei Auswärtsspielen sollte dazu noch für kohlenhydratreiche Nahrungsmittel auf der Fahrt zum Spielort und nach Hause gesorgt werden.

Tabelle 20 enthält einige Vorschläge für Snacks mit jeweils 50 g Kohlenhydraten, die unmittelbar nach einem Spiel ideal sind. Nicht zu vergessen sind kohlenhydratreiche Getränke, die immer dann einspringen können, wenn eine Spielerin unmittelbar nach einem Match nichts essen kann.

Vorbereitung auf den Wettkampf

Die Spielerinnen sollten in der Woche vor dem nächsten Wettkampf einem kohlenhydratreichen Speiseplan folgen

und auch darauf achten, daß sie regelmäßig trinken, damit die Wasserspeicher gut gefüllt sind.

Die Mahlzeit vor dem Wettkampf sollte kohlenhydratreich und relativ arm an Eiweiß, Fett und Ballaststoffen sein (außer die Sportlerin ist sicher, daß sie ballaststoffreiche Nahrungsmittel auch vor einem Match gut verträgt). In der Regel sollte diese Mahlzeit 2–3 Stunden vor Beginn des Wettkampfs verzehrt werden. Anregungen für diese Mahlzeit vor dem Match erhalten Sie in Kapitel 9.

Während des Wettkampfs

Während eines Spiels sind Sportgetränke ideal, weil sie sowohl Kohlenhydrate als auch Flüssigkeit bereitstellen. Die Sportlerinnen sollten sie am besten in kurzen Abständen trinken. In der Regel wird empfohlen, unmittelbar vor einem Wettkampf 300–600 ml Flüssigkeit zu trinken, und zwar aus zwei Gründen:

Tabelle 20: Snacks nach dem Wettkampf

Folgende Snacks/Getränke enthalten etwa 50 g Kohlenhydrate:
◆ 3 mittelgroße Bananen
◆ 3 Eßlöffel Rosinen
◆ große Handvoll Fruchtbonbons, Lakritzbonbons oder Gummidrops
◆ 4 große Handvoll gesüßtes Popcorn
◆ 1 $\frac{1}{2}$ Rosinenbrötchen
◆ Bananensandwich
◆ 750 ml isotonisches Sportgetränk wie »Isostar«, »Lucozade Sport«
◆ 600 ml Orangensaft

◆ um dem Flüssigkeitsverlust durch Schwitzen in der ersten Halbzeit zuvorzukommen,

◆ weil Flüssigkeit schneller in den Blutkreislauf aufgenommen wird, wenn eine größere Menge davon im Magen ist.

Manche Spielerinnen schaffen es vielleicht nicht, unmittelbar vor körperlicher Anstrengung größere Flüssigkeitsmengen zu sich zu nehmen. Sie sollten das schon beim Training einüben, mit dem Ziel, vor einem Wettkampf so viel wie gerade noch angenehm zu trinken und in geeigneten Spielpausen ständig »nachzutanken«.

In der Halbzeit sollten die Spielerinnen lieber Sportgetränke als Tee oder Orangenschnitze zu sich nehmen. So ersetzen sie am besten verlorene Flüssigkeit und bekommen noch zusätzlich Energie. Tee enthält Coffein, das entwässernd wirkt und möglicherweise eine Dehydratation verursacht. Orangen enthalten etwas Flüssigkeit und Kohlenhydrate, allerdings müßten Sie davon sehr große Mengen essen, um Ihren Flüssigkeits- und Kohlenhydratstatus wirklich zu beeinflussen!

lauf, doch bleibt er in den meisten Fällen auf die Amateurebene beschränkt. Sehr selten können sich Frauen voll dem Training und den Wettkämpfen widmen. Das bedeutet, daß sie den Sport mit Vollzeitjobs in Einklang bringen müssen; Training und Wettkämpfe müssen in der Freizeit absolviert werden. Das erschwert die Zubereitung und den Verzehr von Mahlzeiten, vor allem, da nach wie vor überwiegend die Frau für diese Aufgabe zuständig ist. Die Versuchung ist groß, Mahlzeiten immer wieder zu überspringen oder nur beschränkte Mengen zu essen. Mannschaftssportlerinnen sollten es sich zur Gewohnheit machen, den ganzen Tag hindurch in regelmäßigen Abständen kleine, kohlenhydratreiche Mahlzeiten zu essen, vor allem, wenn die Zubereitung größerer Mahlzeiten mit Schwierigkeiten verbunden ist. Hier fällt dem Partner und der Familie einer Mannschaftssportlerin die Verantwortung zu, für die Spielerin nach dem Training, abendlichen Spielen oder Wettkämpfen am Wochenende eine geeignete Mahlzeit zu kochen. Das erfordert oft eine Änderung des traditionellen Rollenverhaltens.

Wie läßt sich eine adäquate Sporternährung im Tagesablauf verwirklichen?

Zwar hat der Frauenteamsport seine Disziplinen in vielen Ländern stark erweitert und bekommt immer mehr Zu-

Individuelle Vorlieben

Ein guter Trainer sollte sich klar sein, daß der Trainingsbedarf aller Teammitglieder unterschiedlich ist. Dasselbe trifft auch für die Ernährung zu.

Während die allgemeinen Prinzipien einer guten Sporternährung fürs ganze

Team gelten, sollte sich der Trainer bewußt sein, daß die einzelne Sportlerin einen eigenen Geschmack und eigene Vorlieben besitzt, und daß er diese bei einer Ernährungsberatung berücksichtigen muß. Eine globale Ernährungsstrategie, die sich über individuelle Bedürfnisse hinwegsetzt, wird fast immer dazu führen, daß die Empfehlungen wenig oder gar nicht beachtet werden. Daher ist eine Einzelberatung wichtig, bei der die momentanen Eßgewohnheiten der Spielerin erfaßt werden, damit, wo nötig, behutsame Korrekturen in die Wege geleitet werden können. Wenn der Trainer seine Teammitglieder bittet, über eine kurze Zeit hinweg zu notieren, was sie essen, wird er Aufschluß über die grundsätzlichen Eßgewohnheiten seiner Schützlinge bekommen. Doch in Fällen, bei denen der Trainer sich nicht imstande fühlt, eine Sportlerin richtig zu beraten, sollte er immer den Beistand qualifizierter Sporternährungs-Fachleute suchen.

Zusammenfassung

◆ Allen Mannschaftssportlerinnen sollte grundsätzlich eine kohlenhydratreiche Ernährung empfohlen werden. Die optimale Menge von Kohlenhydraten hängt vom gesamten Energiebedarf der jeweiligen Sportlerin ab: Liegt er über 45 kcal/190 kJ täglich, sollten mindestens 55 Prozent der gesamten Energiezufuhr durch Kohlenhydrate gedeckt werden. Liegt er unter 45 kcal/

190 kJ täglich, sollte die Sportlerin mindestens 6 g Kohlenhydrate pro Kilogramm Körpergewicht zu sich nehmen (siehe auch Tabellen 18 und 19).
◆ Für reichliche Flüssigkeitszufuhr ist immer zu sorgen.
◆ Mannschaftssportlerinnen sollten ihre Energiezufuhr unbedingt auf ihren Energiebedarf abstimmen. Dieser ändert sich natürlich zu bestimmten Zeiten des Jahres, aber auch bei geringerer Aktivität wegen Verletzungen oder Krankheit.
◆ Eine Ernährungsberatung sollte sich auf die Schlüsselrolle der Kohlenhydrate konzentrieren, die den Brennstoff für Training und Wettkämpfe liefern, und darauf hinweisen, daß sich der Kohlenhydratanteil durchaus ohne Veränderung der gesamten Kalorienzufuhr erhöhen läßt, wenn ein Teil des Fetts durch Kohlenhydrate ersetzt wird.
◆ Aufgrund des chronischen Zeitmangels bei den Spielerinnen, die Training und Spiel mit anderen Tätigkeiten in Einklang bringen müssen, sind regelmäßige kleine Mahlzeiten mit hohem Kohlenhydratgehalt zu empfehlen.
◆ Vitamin-Ergänzungspräparate sollten nicht notwendig sein, wenn der Speiseplan die Kriterien ausreichender Quantität, Qualität und Abwechslung erfüllt. Allerdings ist bei Sportlerinnen, die zu Calcium- und Eisenmangel neigen, besonders auf

eine ausreichende Versorgung zu achten. Hier müssen also die individuellen Bedürfnisse jedes Teammitglieds untersucht werden.

◆ Eine Ernährungsberatung sollte auch die Familie der Sportlerin einbeziehen, deren Mithilfe bei der Bereitstellung angemessener Mahlzeiten notwendig sein wird.

◆ Wer Mannschaftssportlerinnen in Ernährungsfragen berät, sollte sich des Problems von Eßstörungen bewußt sein, die vielleicht bereits vorhanden sind oder möglicherweise durch eine ungeschickte Beratung ausgelöst werden könnten.

◆ Eine korrekte Ernährungsstrategie ist unerläßlich, wenn die Leistung die ganze Saison lang auf einem hohen Niveau bleiben soll und regelmäßig Bestleistungen erbracht werden müssen.

◆ In Fällen, bei denen ein Trainer wegen des Eßverhaltens eines Teammitglieds Bedenken hat, sollten immer qualifizierte Sporternährungs-Fachleute hinzugezogen werden.

6

Körperfettanteil und Gewichtskontrolle

N.C. CRAIG SHARP

Unser Körper besteht aus vielen unterschiedlichen Gewebetypen. Doch nur zwei davon sind im größten Teil des Erwachsenenlebens für größere Gewichtsschwankungen verantwortlich: unsere *Muskeln* und unser *Fett*. In weit geringerem Ausmaß können sich Veränderungen im Blutvolumen und der Knochenmasse auf das Gewicht auswirken; mit zunehmender aerober Kapazität, also dem Sauerstoffaufnahmevermögen, steigt die Blutmenge und kann bis zu 1 kg schwerer werden, und auch die Knochenmasse kann durch Training zunehmen (obwohl sie ab dem Alter von 35 Jahren abgebaut wird – der Verlust der Knochensubstanz bis zum 65. Lebensjahr beträgt bei Männern etwa 10 Prozent, bei Frauen 20 Prozent). Doch bei den meisten Frauen wird das Gewicht – von der Schwangerschaft einmal abgesehen – am stärksten vom Körperfett beeinflußt.

Wie verändert sich die Körperzusammensetzung mit dem Alter?

Im Alter von acht Jahren haben Mädchen einen Körperfettanteil von durchschnittlich 18 Prozent. Während des pubertären Wachstumsschubs und danach lagern sie mehr Fett an als Jungen; das Körperfett erreicht bei 17jährigen Mädchen einen Anteil von etwa 25 Prozent, der sich bis Anfang zwanzig weiter erhöhen kann. Diese Fettdepots, die sich vor allem um die Hüften und an den Oberschenkeln entwickeln, verlagern den Schwerpunkt im Frauenkörper und auch in den Gliedmaßen, was die Leistung in bestimmten Sportarten wie Turnen, Kunstspringen, Trampolinspringen, Tanzen und Eislauf, die eine ausgefeilte Technik verlangen, herabsetzen kann. Zwischen 30 und 60 Jahren erhöht sich der Körperfettanteil bei nichtaktiven Frauen langsam, aber stetig, pro Jahrzehnt etwa um 1,5 bis 2 Prozent.

Hat die Körperzusammensetzung Einfluß auf die sportliche Leistung?

Bei den meisten Sportarten ist ein relativ geringer Körperfettanteil für die Leistung von Vorteil – übermäßig viel Fett bremst Geschwindigkeit, Kraft und Ausdauer. Doch besteht hier kein simpler linearer Zusammenhang, da der optimale Fettanteil, bei dem die besten Leistungen möglich sind, bei jeder Sportlerin individuell verschieden ist. Außerdem kann der Versuch, den Körperfettanteil durch strenge Diät, Abführmittel oder übertriebenes Trainieren zu senken, die Energie schwächen, die Nährstoffspeicher leeren und die Knochen schädigen, alles leistungsmindernde Faktoren. Daher ist es unmöglich, für irgendeine Sportart einen idealen Körperfettanteil festzuschreiben.

Die Sportlerinnen mit dem geringsten Körperfettanteil finden sich beim Mittel- und Langstreckenlauf, Triathlon, Tanz und Turnen (einschließlich rhythmischer Sportgymnastik), Bodybuilding, Judo (in den unteren Gewichtsklassen) und beim Rudern in der Leichtgewichtsklasse. Der Körperfettanteil kann hier zwischen so niedrigen Werten wie 12 und 20 Prozent schwanken. Frauen in Teamsportarten (Hockey, Basketball, Fußball, Handball; die Dreiviertelspielerinnen im Rugby) und in Rückschlagspielen haben meist zwischen 18 und 26 Prozent Körperfett. Werferinnen, vor allem in den Disziplinen Diskuswerfen und Kugelstoßen, sowie Rugby-Stürmerinnen liegen meist zwischen 25 und 32 Prozent. Die einzigen ernsthaften Sportlerinnen, die diese Marke dauerhaft überschreiten, sind Langstreckenschwimmerinnen, deren zusätzliches Fett eine wichtige Isolierschicht bildet, außerdem den Auftrieb vergrößert und damit die Mechanik der Armarbeit unterstützt (mit ausgezeichnetem Erfolg, da viele der Langstrecken-Schwimmrekorde, einschließlich sieben der zehn schnellsten Überquerungen des Ärmelkanals, von Frauen gehalten werden).

Was sind die unterschiedlichen Fett-Typen?

Unser Körper enthält vor allem zwei Typen von Fett, *Baufett* und *Speicherfett*. Das Baufett ist zum Beispiel ein Bestandteil der Myelinscheiden, die die Nerven umschließen, und dient als Schutzhülle für lebenswichtige Organe (wie das intraokulare Fettpolster in der Augenhöhle, in das der Augapfel eingebettet ist; das Fett um Nieren, Leber und Eierstöcke; ein Teil des Fetts in den Brüsten). Etwa 10 Prozent des Körpergewichts einer schlanken Frau besteht aus Baufett, das bei Männern nur 3 Prozent ausmacht. Dieses geschlechtsspezifische Fett ist notwendig, damit der Hormonzyklus und die Fortpflanzungsorgane funktionieren können.

Das Speicherfett oder adipose Gewebe ist in erster Linie ein Brennstoffspeicher, der Brennstoff für die Energieproduktion in den Zellen liefert (also auch in den Muskelzellen). Der ganze Körper enthält genügend in Form von Fett gespeicherte Energie, um wochenlang überleben zu können – oder fünf bis zehn Tage kontinuierliche Bewegung auszuhalten (je nach Dauer und Intensität der Aktivität). Darüber hinaus haben auch die Muskeln ihren kleinen *Glykogen*-Speicher (die Speicherform von Glukose), ein Brennstoffvorrat, der für etwa drei Stunden Joggen reicht. Fett wird in Fettzellen oder Adiopzyten gespeichert. Die durchschnittliche Frau mit 25–28 Prozent Körperfett hat etwa 30–40 Milliarden Adipozyten, die jede etwa 45 Mikrogramm Fett enthalten. Steigt der Körperfettanteil, können die Adipozyten bis zur doppelten Menge Fett speichern.

Das sogenannte *braune Fettgewebe* kommt vor allem bei Säugetieren vor, die Winterschlaf halten, aber auch bei Babys und kleinen Kindern, und manchmal hält sich etwas davon bis ins Erwachsenenalter. Dieses Gewebe ist alles andere als ein Energiespeicher, sondern aktiviert in hohem Maße die Fettverbrennung, wodurch Hitze erzeugt wird und die überwinternden Tiere nicht erfrieren. Es wurde vermutet, daß braunes Fett auch als »Gewichtsthermostat« dient – als »Ponderostat« sozusagen –, überschüssige Kalorien verbrennt und damit möglicherweise zur Gewichtsregulation

beiträgt. Doch seine genaue Funktion beim Menschen ist noch ungeklärt.

Wie wichtig ist Speicherfett?

Fett liefert bei Ausdauerbelastungen aller Art Energie, auch beim Sitzen, Gehen und sogar beim Schlafen. Wenn wir uns mit niedriger bis mittlerer Intensität bewegen, zum Beispiel beim Gehen, langsamen Joggen und langsamen Schwimmen, stammt ein großer Teil der benötigten Energie von Fett. Bei einer solchen mäßigen Bewegungsintensität wird das Fett direkt aus den Fettspeichern abgezogen und gelangt über das Blut zu den Muskeln. Erst wenn die Bewegungsintensität zunimmt, wie beim raschen Gehen, Laufen oder Schwimmen, beginnen die Muskeln, mehr Glykogen zu verbrennen (sowie einen Teil der im Blut enthaltenen Glukose) und dafür weniger Fett. Bei Kurzzeit-Spitzenbelastungen, wie beim Sprinten und Werfen, wird fast überhaupt kein Fett verwendet.

Fett wird bei Männern und Frauen in unterschiedlichen Mengen gespeichert; bei Frauen sind die Fettspeicher meist beträchtlich größer (siehe Tabelle 21, die den jeweiligen Körperfettanteil bei verschiedenen Körperkategorien von mager bis fettleibig angibt). Die Differenz der absoluten Fettmenge zwischen den Geschlechtern entspricht übrigens genau der Energie, die notwendig ist, um ein Baby auszutragen (60000–80000 kcal/252000–336000 kJ).

Tabelle 21: Geschlechtsbedingte Unterschiede im Körperfettanteil bei Männern und Frauen im dritten Lebensjahrzehnt

Männer	Frauen	Körperfettanteil (in %)
Dünn		7
Durchschnittlich		12
Rundlich	Dünn	18
Fettleibig	Durchschnittlich	26
	Rundlich	31
	Fettleibig	über 36

Übrigens ist das zusätzliche Speicherfett einer der Hauptgründe, weshalb die Frauen etwas langsamer laufen – sie erreichen bei Wettkämpfen nur 90 bis 92 Prozent der Geschwindigkeit von Männern. Doch schützt das Zusatzfett die Frauen vor Kälte, ein Plus beim Schwimmen, Segeln, Klettern im Hochgebirge und bei Polarexpeditionen.

Kann ein niedriger Körperfettanteil zu Amenorrhöe führen?

Eine Amenorrhöe oder ein Ausbleiben der Regel kann mehrere Gründe haben, unter anderem seelische Belastung, Drogenmißbrauch, chronische Krankheiten, einen hohen Trainingsumfang (z. B. beim Langstreckenlauf, Turnen oder Rudern) oder einen deutlichen Gewichts- oder Fettverlust. Kommen keine weiteren Faktoren hinzu, wird unweigerlich eine Amenorrhöe ausgelöst, wenn das Körpergewicht oder der Körperfettanteil unter einen individuellen Schwellenwert sinkt; damit er-

höht sich bei Sportlerinnen das Risiko eines vorzeitigen Verlusts von Knochensubstanz, einer frühen Osteoporose und von Ermüdungsbrüchen. Studien über Läuferinnen haben ergeben, daß bei ähnlichem Trainingsumfang und zurückgelegter Strecke eine Amenorrhöe bei den leichteren Sportlerinnen häufiger vorkam als bei ihren schweren Kolleginnen. Auch im Frauen-Rudersport treten Amenorrhöen bei der Leichtgewichtsklasse häufiger auf als bei den höheren Gewichtsklassen, und das bei einem sehr ähnlichen Trainings- und Wettkampfprogramm.

Gewichts- und Fettverlust wirken in zwei Richtungen, die beide zur Amenorrhöe führen (auch wenn sie vielleicht nur als der sprichwörtlich letzte Tropfen das Faß zum Überlaufen und einen komplexen Prozeß zum Abschluß bringen). Der erste Angriffspunkt ist das große Schaltzentrum des Gehirns, der Hypothalamus, der entweder direkt oder über höhere Nervenzentren so beeinflußt wird, daß er weniger Auslöse-Hormone produziert. Das wiederum schlägt sich auf den wichtigsten Regulator der Körperhormone nieder, die Hypophyse (die genau über Ihrem Gaumen sitzt): Ihre zyklische Ausschüttung von LH und FSH wird gebremst. Damit fehlt den Eierstöcken die Stimulation; sie produzieren weniger von den Sexualhormonen, die periodisch auf den Uterus einwirken. Zweitens kann der Verlust von Gewicht und wahrscheinlich insbesondere von Fett den Haushalt der Eierstockhormone direkt beeinflussen und deren Wirkung verringern. Weniger effektive Hormone werden in geringeren Mengen produziert, so daß der Uterus nicht mehr reagiert. Diese komplexen Vorgänge sind in Abbildung 10 schematisch dargestellt.

Der Körperfettanteil, unterhalb dessen eine Amenorrhöe auftritt, ist individuell verschieden und schwankt zwischen 15 und 20 Prozent. Eine Gewichtsabnahme oder ein Fettverlust bis auf einen sehr geringen Körperfettanteil kann also tatsächlich zu einem Ausbleiben der Menses führen. Ähnlich kurbelt eine Gewichts- oder Fettzunahme den Zyklus in der Regel wieder an. Weitere Informationen dazu können Sie Kapitel 4 entnehmen.

Wie kann man Körperfett messen?

Zur Bestimmung des Körperfettanteils gibt es mehrere Methoden unterschiedlicher Raffinesse; die einfachste und bei weitem am häufigsten verwendete Methode ist die Hautfaltenmessung an bestimmten Körperstellen mit einer speziellen »Kneifzange«, dem Hautfalten-Tasterzirkel, wodurch sich ein guter Annäherungswert ermitteln läßt. Die Haut ist selbst ein Fettspeicher und gibt recht genau Aufschluß über die anderen Fettspeicher im Körper. Das Äußere kann sehr täuschen; manche schlank wirkenden Frauen haben einen erstaunlich hohen Körperfettanteil, während einige der rundlicheren Frauen unter der Haut überraschend muskulös sein können und weniger Fett gespeichert haben, als man denken könnte. Das Fett wird bei Frauen hauptsächlich (aber nicht immer) in den Oberschenkeln, Hüften, der Rückseite der Oberarme und in den Brüsten gespeichert, während bei Männern in der Regel der Bauch (in Form des »Bierbauchs«) die prinzipielle Speicherregion ist. Zwei andere, weniger direkte Meßwerte, anhand derer sich der Körperfettanteil grob abschätzen läßt, sind der Körperbau- oder Kaup-Index (siehe auch Seite 35) und das Verhältnis Taille/Hüfte.

Den Körperbau-Index (KI) erhalten Sie, wenn Sie sich in Kilogramm wiegen, in Metern messen und diesen Wert im Quadrat nehmen, und schließlich das Gewicht durch die Größe im Quadrat dividieren. Das Royal College of Physicians hat dazu Bewertungskategorien herausgegeben, die auf Seite 102 abgedruckt sind.

Am Körperbau-Index läßt sich gut jede Veränderung des Körperfettanteils able-

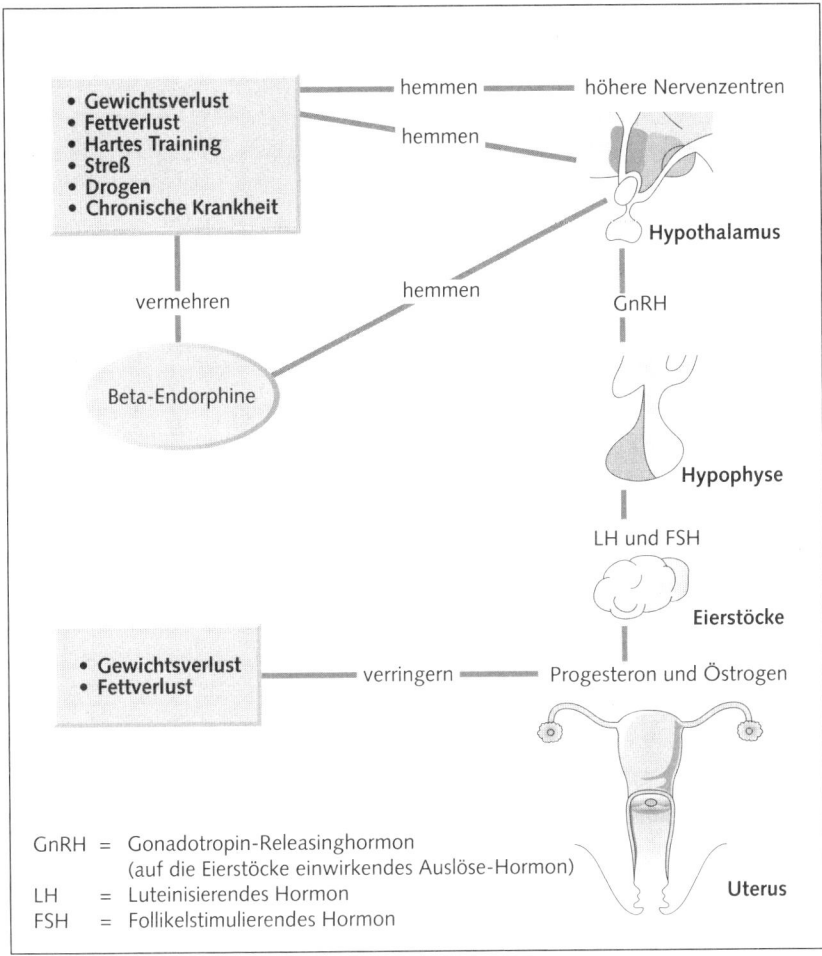

Abb. 10: Möglicher Zusammenhang zwischen unregelmäßiger Menstruation oder Amenorrhöe und Gewichts- oder Fettverlust. Der Verlust von Gewicht oder Fett kann gemeinsam mit anderen Faktoren über höhere Nervenzentren im Gehirn, über den Hypothalamus selbst oder über Endorphine bewirken, daß der Hypothalamus eine geringere Menge von Auslöse-Hormonen produziert, die normalerweise die Hypophyse zur Ausschüttung von LH und FSH anregen. Eine Verringerung dieser beiden Hypophysen-Hormone führt zu einer Störung oder zum völligen Versagen des Zyklus, weil damit auch die Produktion von Östrogen und Progesteron, die den Uterus Monat für Monat auf das Ei vorbereiten, gedrosselt wird. Der Verlust von Gewicht und Fett kann auch den Östrogenhaushalt direkt beeinflussen, was sich ebenfalls negativ auf den Uterus auswirkt. Der Verlust von Gewicht und Fett greift also in zwei Phasen des Prozesses ein.

sen: Ihr Gewicht schwankt, doch Ihre Größe bleibt relativ konstant. Wenn Sie abnehmen, sinkt der Wert. Problematisch ist der Körperbau-Index allerdings für Sportlerinnen, weil er von einem einzigen Wert für die Körpermasse ausgeht und nicht berücksichtigt, ob dieses Gewicht viel Muskeln oder viel Fett enthält. Sportlerinnen und Frauen, die sich regelmäßig bewegen, können Fett verlieren und statt dessen Muskeln und andere Gewebe aufbauen, so daß ihr Gewicht gleich bleibt (oder sogar leicht steigt), obwohl sich ihre Körperzusammensetzung eindeutig zum Positiven verändert hat (wie Abb. 11 deutlich macht).

Trotzdem ist der Körperbau-Index für die meisten Frauen ein nützlicher Anhaltspunkt, vielleicht auch für einige der Anstoß, ein gesundheitsförderndes Trainingsprogramm aufzunehmen.

Die übliche Definition von *Übergewicht* bei Frauen (und Männern) ist ein Körperbau-Index zwischen 25 und 30, von *Fettleibigkeit* spricht man, wenn der Schwellenwert von 30 überschritten ist. Danach fallen fast 53 Prozent der Männer und 44 Prozent der Frauen in die Kategorien übergewichtig oder fettleibig. Mit der unten abgedruckten Tabelle setzt die Royal Society of Physicians allerdings noch strengere Maßstäbe für Frauen, nach denen weit über 50 Prozent der Britinnen z. B. als übergewichtig oder fettleibig einzustufen wären. Wenn man jedoch nach den umfangreichen Studien urteilt, die den Zusammenhang zwischen Körperbau-Index und Sterberisiko untersucht haben, scheint allerdings ein Körperbau-Index zwischen 23 und 29 für Frauen im Hinblick auf die Gesundheit am vorteilhaftesten zu sein. Ein Wert

Tabelle 22: Körperbau-Kategorien bei Männern und Frauen – nicht identisch mit dem Körperfettanteil in Prozent! (*Royal Society of Physicians*)

Gewicht	Körperbau–Index	Anteil an der Gesamtbevölkerung (UK)
Männer		
Untergewicht	20 oder weniger	4 %
Normbereich	20,1–25	47 %
Übergewicht	25,1–30	41 %
Fettleibigkeit	über 30	8 %
Frauen		
Untergewicht	18,6 oder weniger	2 %
Normbereich	18,7–23,8	42 %
Übergewicht	23,9–28,5	37 %
Fettleibigkeit	über 28,5	19 %

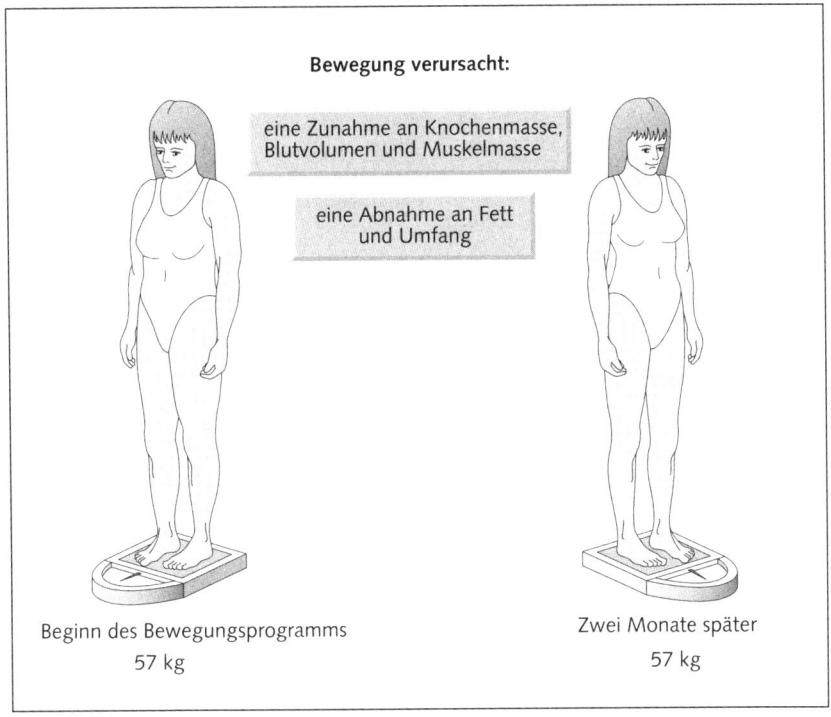

Bewegung verursacht:

eine Zunahme an Knochenmasse, Blutvolumen und Muskelmasse

eine Abnahme an Fett und Umfang

Beginn des Bewegungsprogramms
57 kg

Zwei Monate später
57 kg

Abb. 11: In der ersten Phase eines Trainingsprogramms bleibt das Körpergewicht möglicherweise konstant, doch die Körperzusammensetzung kann sich spürbar verändern.

unter 21 ist wahrscheinlich schlimmer als einer weit über 31.

Vor kurzem haben australische Forscher stark angezweifelt, ob das große Aufhebens, das um Übergewicht bei Frauen gemacht wird, überhaupt gerechtfertigt ist. Denn »Männer und Jungen sind durch Übergewicht einem weit größeren Risiko medizinischer Komplikationen ausgesetzt als Frauen und Mädchen«. BILL TUXWORTH, Feldstudienleiter der National Fitness Survey (Studie über die Fitneß der Nation, ADNFS) weist auf das Paradox hin, daß »Männer, die sich am meisten vor Übergewicht fürchten müssen, kaum Druck spüren, ihr Gewicht unter Kontrolle zu bringen, während sich Frauen und Mädchen, für die Übergewicht meist ein kleineres gesundheitliches Problem darstellt, geradezu zwanghaft mit ihrem Gewicht beschäftigen«. In Australien sind über 90 Prozent aller Patienten, die wegen Fettleibigkeit behandelt werden, Frauen, was den Spitzenforscher DR. STUNKARD dazu veranlaßt hat, »den starken sozialen Druck (zu bedauern), der den Mädchen oft schon im Alter von zehn Jahren ein Schlankheitsideal aufzwingt«. Es ist stark zu befürchten, daß auch einige der offiziellen Schriften zur gesundheitlichen Aufklärung, wenn man sie wörtlich nimmt, einige Frauen dazu treiben könnten, übertriebene Magerkeit anzustreben. Mehr hierzu in Kapitel 8.

Wenn Frauen mit einem Körperbau-Index zwischen 25 und 30 feststellen, daß sie in den letzten Monaten plötzlich zugenommen haben – zum Beispiel, weil sie aufgehört haben zu rauchen, aufgrund einer Verletzung eine Trainingspause einlegen mußten oder die Stelle gewechselt haben (also nicht durch eine Schwangerschaft!) –, dann sollten sie sich möglichst frühzeitig von einem qualifizierten Ernährungsfachmann beraten lassen, um die Erhöhung des Körperfettanteils durch eine umsetzbare, realistische Kombination von Bewegung und Diät zu stoppen.

Die andere Methode zur Bestimmung des Körperfettanteils ist das *Verhältnis Taille/Hüfte*, wofür der Taillenumfang einfach durch den Hüftumfang geteilt wird. Bei Frauen sollte der Wert (wegen ihres verhältnismäßig breiteren Beckens) bei 0,8 oder darunter liegen, bei Männern unter 1,0. Zum Beispiel hat eine Frau mit 66 cm Taille und 92 cm Hüfte ein Taillen/Hüft-Verhältnis von 66 : 92 = 0,72 (gerundet).

Dieser Wert ist ebenfalls aussagekräftig für die gesundheitliche Verfassung, allerdings bei Männern mehr als bei

Abb. 12: Sterberisiko im Zusammenhang mit dem Körperbau-Index.

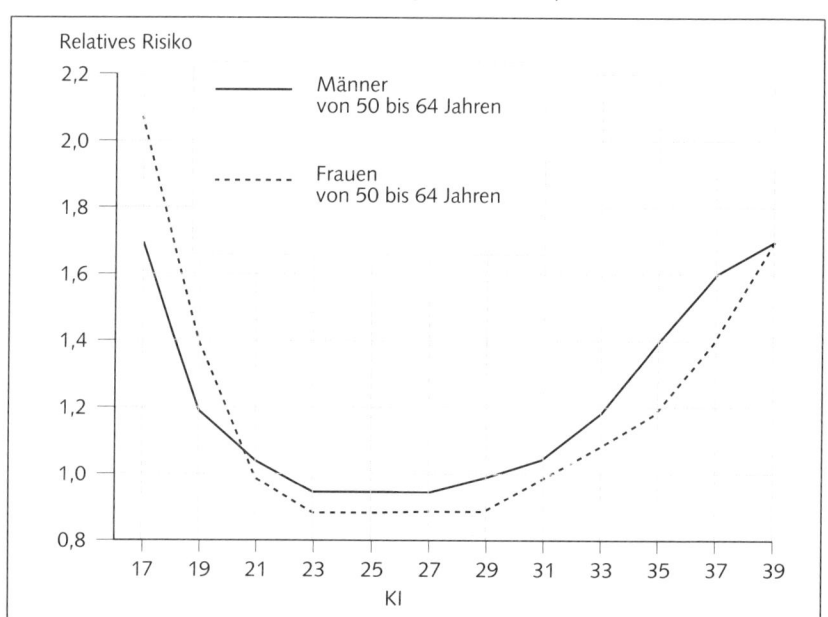

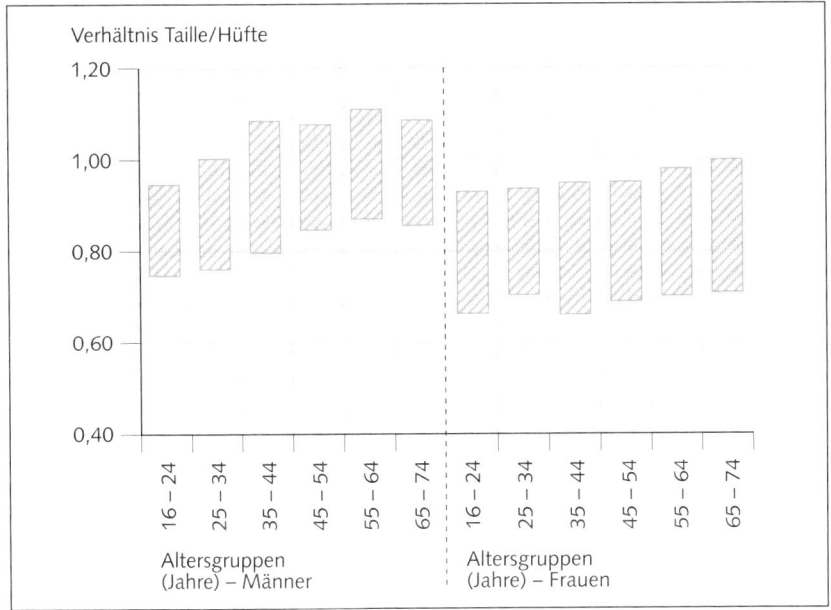

Abb. 13: Taillen/Hüft-Verhältnis bei Männern und Frauen, nach Altersgruppen (ADNFS). Jeder Strich gibt die Bandbreite wieder, durch die die breite Masse der Mitglieder jeder Altersgruppe erfaßt ist.

Frauen. Überschüssiges Fett in der Bauchgegend gilt als schädlicher als Fett an anderen Stellen, weil es stärker mit Herzanfällen in Verbindung gebracht wird. Bei einem Mann mit 117 cm Taille und 107 cm Hüfte, also einem Taillen/Hüft-Verhältnis von 117 : 107 = 1,1, ist das Risiko eines Herzinfarkts doppelt so groß wie bei einem Wert unter 1,0. Auch bei Frauen erhöht sich das Infarktrisiko in gewissem Grad, wenn ihr Wert über 0,8 steigt, obwohl zu betonen ist, daß bei ihnen der Zusammenhang längst nicht so ausgeprägt ist wie bei Männern. Wieder ist das Risiko bei fettleibigen Männern erheblich höher als bei Frauen. Das Taillen/Hüft-

Verhältnis verringert sich bei beiden Geschlechtern beim Verlust von Körperfett. Abbildung 13 zeigt die Ergebnisse der Taillen/Hüft-Bestimmung der erwähnten Studie (ADNFS) mit der für jede Altersgruppe ermittelten Schwankungsbreite.

Schließlich läßt sich mit dem Maßband ganz einfach der Umfang von Oberarmen, Oberschenkeln, Waden, Brust, Taille und Hüfte messen. Diese Werte können Sie regelmäßig selbst überwachen. Ein Umfangsverlust bedeutet in der Regel auch Fettverlust (und umgekehrt!). Eine solche Umfangmessung gehört sogar zu den besten Meßmethoden.

Wie kann ich Körperfett verlieren?

Die Durchschnittsfrau ißt im Alter von 25 bis 65 Jahren etwa 20 Tonnen (über 20000 kg) Nahrung, nimmt aber in dieser Zeitspanne nur 11 Kilogramm zu. Mit anderen Worten regulieren wir ohne jede bewußte Bemühung unser Gewicht mit einer Genauigkeit von weniger als einem Gramm pro Tag. Hier muß ein mächtiger Regelmechanismus am Werk sein! Und es braucht nicht viel, um das Gleichgewicht zur einen oder anderen Seite kippen zu lassen. Wichtig ist die Erkenntnis, daß der Körper den Gesetzen der Thermodynamik gehorcht. Energie wird weder geschaffen noch vernichtet. Fett ist ein Energiespeicher. Das Körperfett nimmt also zu, wenn mehr Energie in Form von Nahrung aufgenommen als Körper- und Muskelenergie verausgabt wird. Wird dagegen mehr Körper- und Muskelenergie verausgabt als Nahrungsenergie aufgenommen, schmilzt das Fett.

Um Fettdepots abzubauen, muß man also entweder bei gleichem Energie-Output weniger essen oder bei gleichem Energie-Input mehr trainieren. In der Praxis hat sich ein bißchen von beidem am besten bewährt: mehr Kalorien durch mehr Bewegung zu verbrauchen und dabei weniger zu essen. Bewegung hat auch einen gewissen »Nachverbrennungs-Effekt«, weil durch Bewegung Adrenalin ausgeschüttet wird, das den Stoffwechsel ankurbelt, so daß er noch ein bis zwei Stunden lang auf einer höheren Stufe arbeitet – oder sogar länger, nach einem ausgedehnten, intensiven Training.

Ißt jemand 100 kcal/420 kJ weniger am Tag (was zwei kleinen Keksen entspricht) und verbraucht gleichzeitig 100 kcal/420 kJ mehr (z. B. 20–30minütiges Gehen in mittlerem Tempo), dann entsteht ein Kaloriendefizit, das 8,1 kg Fett im Jahr entspricht. Und solche Zeiträume sollten Sie beim Abnehmen tatsächlich ins Auge fassen – einen langfristigen, allmählichen Gewichtsverlust, der bis zu ein Jahr in Anspruch nehmen kann. Drastische Kalorienbeschränkung kann den Stoffwechsel bis zu 30 Prozent verlangsamen, bei extrem kalorienarmen Diäten sogar bis zu 45 Prozent. Das heißt, der Körper schaltet auf Sparflamme (wichtig bei Hungersnöten!) und arbeitet wesentlich effektiver, so daß er viel weniger Nahrung braucht. Was als Diät gemeint war, kann in solchen Fällen zur Schlemmerkur entarten! Blitzdiäten haben außerdem den Effekt, daß erst einmal die Glykogenspeicher in den Muskeln vollständig abgebaut werden, was 2–3 Kilogramm Gewichtsverlust entspricht, und da jedes Kilogramm Glykogen 3 kg Wasser bindet, kann der »Gewichtsverlust« bei einer Blitzdiät in den ersten Tagen tatsächlich sehr dramatisch sein, einfach weil dem Körper seine Glykogen- und Wasserreserven geraubt wurden. Das Gewicht schnellt aber sofort wieder nach oben, sobald mehr Kohlenhydrate gegessen werden.

Diät oder Bewegung?

Immer mehr deutet darauf hin, daß Bewegung beim Erhalt einer wünschenswerten Körperzusammensetzung effektiver ist als Diät. Zum Beispiel wurde in einem Experiment für drei Gruppen von Versuchspersonen je ein Programm zum Abnehmen erstellt, das mit einem täglichen Defizit von 500 kcal/2100 kJ arbeitete. In der ersten Gruppe wurde dieses Defizit ausschließlich durch kalorienarmes Essen erreicht. In der nächsten Gruppe wurde der Speiseplan nur um 250 kcal/1050 kJ gekürzt, weitere 250 kcal/1050 kJ durch Bewegung verbrannt. Die dritte Gruppe schließlich mußte täglich 500 kcal/2100 kJ rein durch Bewegung abbauen. Alle drei Gruppen nahmen innerhalb von 16 Wochen 5 kg ab. Doch in der ersten Gruppe bestand 1,1 kg des Gewichtsverlusts aus Muskelmasse; die zweite Gruppe nahm 1 kg Muskelmasse zu und 6 kg Fett ab, während die dritte Gruppe 2,2 kg Muskelmasse zunahm und 7 kg Fett abbaute.

Mit anderen Worten: In der reinen Diät-Gruppe kam es zu einem Verlust von Muskeln und Fett, die Bewegungs-und-Diät-Gruppe gewann etwas Muskeln dazu und verlor mehr Fett, während die reine Bewegungs-Gruppe eine Menge Muskeln zulegte und das meiste Fett abbaute.

Ein schönes Beispiel dafür, daß eine Diät allein ungesund ist, weil dabei nicht nur Fett, sondern auch Muskeln schwinden – was nicht Ziel einer Diät sein kann! Andererseits sind die meisten Menschen überfordert, wenn sie täglich 500 kcal/1050 kJ rein durch Bewegung verbrennen sollen – das entspricht 35 Minuten Squash oder ähnlich intensiven Aktivitäten, oder 60 bis 90 Minuten intensivem Radfahren, Aerobics oder ähnlichen Sportarten. Ein Tages-Defizit von 500 kcal/1050 kJ durch Bewegung ist für die meisten Menschen ein zu hochgestecktes Ziel; realistischer wären 200 kcal/840 kJ. Auch ist zu berücksichtigen, daß der Energieverbrauch bei Bewegung vom Körpergewicht sowie von den äußeren

Tabelle 23: Energieverbrauch in kcal/kJ pro Minute bei Gehen in der Ebene, nach Tempo und Körpergewicht gestaffelt

km/h	36 kg	45 kg	54 kg	64 kg	73 kg	82 kg	91 kg
3,2	1,9/ 8,0	2,2/ 9,2	2,6/10,9	2,9/12,2	3,2/13,4	3,5/14,7	3,8/16,0
4,0	2,3/ 9,7	2,7/11,3	3,1/13,0	3,5/14,7	3,8/16,0	4,2/17,6	4,5/18,9
4,8	2,7/11,3	3,1/13,0	3,6/15,1	4,0/16,8	4,4/18,5	4,8/10,1	5,3/22,3
5,6	3,1/13,0	3,6/15,1	4,2/17,6	4,6/19,3	5,0/21,0	5,4/22,7	6,1/25,6
6,4	3,5/14,7	4,1/17,2	4,7/19,7	5,2/21,8	5,8/24,4	6,4/26,9	7,0/29,4

Umständen abhängt (siehe dazu die Tabellen 23 und 24, die Beispiele für
Gehen bringen).

Was ist der Unterschied zwischen Fett- und Gewichtsverlust?

Wichtig ist die Verbindung einer
maßvollen Diät mit einem maßvollen
Bewegungsprogramm. Viele sind in den
ersten Monaten enttäuscht, wenn sie
trotz Bewegung nur sehr langsam abnehmen – obwohl sie sicher *Fett* abbauen. Körperliche Bewegung führt zu
einer gewissen Zunahme der Muskelmasse (obwohl kaum »schwellende
Muskeln« zu sehen sein werden!), wodurch sich auch die Glykogenspeicher
in den Muskeln erhöhen. Das Blutvolumen wird zunehmen – ein Plus für die
Kondition, und sogar bei der Sehnen-
und Knochenmasse ist ein leichter Anstieg zu verzeichnen (siehe Abb. 11).
Fettverlust wird also nicht immer von
einem entsprechenden *Gewichtsverlust*
begleitet.

Ein Bewegungsprogramm hat auch
noch folgende angenehme Begleiter-
scheinung: Der Appetit bei sehr inaktiven Menschen kennt oft keine Grenzen, doch regelmäßige Bewegung,
selbst in bescheidenem Umfang, zügelt
den Appetit, der sich dann mehr nach
dem echten Bedarf richtet. Wenn also
sehr inaktive Menschen mit einem
maßvollen Trainingsprogramm beginnen, stellen sie oft fest, daß sie nicht
mehr so viel essen wollen. Mit anderen
Worten: Der natürliche Hungermecha-
nismus kommt wieder in Gang.
Eine Bestimmung des Körperfettanteils,
zum Beispiel durch Hautfaltenmessung,
sollte den Fettverlust bestätigen können, auch wenn sich am Gewicht nicht
viel verändert hat; aber auch Umfang-
messungen der Extremitäten, der Taille
und der Hüfte sollten die Figurverbes-
serung zeigen. Rücken, Oberschenkel
und Arme fühlen sich möglicherweise
angenehm straffer an. Nach einigen
Monaten regelmäßiger Bewegung wird
sich die Zunahme an fettfreier, aktiver

Tabelle 24: Der Energieverbrauch beim Gehen auf unterschiedlichem
Boden weicht um folgende Korrekturfaktoren ab:

Untergrund	Korrekturfaktor
Asphaltierte Straße	1,0
Gras	1,1
Stoppelfeld	1,2
Umgepflügter Boden	1,4
Fester Schnee	1,6
Weicher Sand	1,8
In der Ebene, bei 64 km/h Gegenwind	über 3

Körpersubstanz stabilisieren, und das Gewicht sinkt allmählich, weil ständig weiter Fett abgebaut wird.

Was ist die beste Bewegungsart zum Abnehmen?

Wenn es um Fettverlust geht, sind die *insgesamt verbrauchten Kalorien* der entscheidende Faktor und nicht die Intensität der Anstrengung. Zum Beispiel verbrennen Sie beim Squash 15 kcal/ 63 kJ in der Minute, in dreißig Minuten also 450 kcal/1890 kJ. Golf verbraucht nur 5 kcal/21 kJ pro Minute, doch eine Partie Golf dauert drei Stunden; der Kalorienverbrauch beträgt damit insgesamt 900 kcal/3780 kJ. Für den Zweck des Fettabbaus ist eine Partie Golf damit doppelt so gut geeignet wie ein Spiel Squash (obwohl Squash eine so intensive Bewegungsform ist, daß der »Nachverbrennungs-Effekt« größer ausfällt).

Regelmäßige Bewegung hat aber auch viele andere positive Auswirkungen auf die Gesundheit und Kondition. Sie kräftigt das Herz, senkt den Blutdruck, verbessert die Blutfettwerte, erhöht die Lungenkapazität, beugt Diabetes vor, stärkt das Immunsystem und die Gelenke. Im Alltag wird sich die verbesserte Kondition durch eine höhere Ausdauer, Kraft und Beweglichkeit bemerkbar machen; die Knochen bleiben gesund und belastbar. Ein weiteres großes Plus von Bewegung ist auch das psychische Wohlbefinden, das dadurch ausgelöst wird (Grund dafür sind che-

mische Veränderungen im Gehirn) – immer öfter werden Depressionen durch die Verordnung von Bewegung anstelle Medikamenten behandelt. Damit Ihre Knochen vom Training profitieren und die beim Altern einsetzende Knochenentkalkung gebremst wird, muß bei der Bewegung Ihr Gewicht auf ihnen lasten. Dies stimuliert den Knochenstoffwechsel. Rasches Gehen, Joggen, Tennis, Badminton, Squash, Aerobic, Tanzen (von Volkstanz bis Disco) sind also für die Knochen viel besser als Schwimmen und Radfahren.

Besonders ist zu betonen, daß Sie mit dem Fettverlust nie übertreiben dürfen; er sollte nicht allzu wichtig werden, vor allem nicht bei Frauen in der Altersgruppe zwischen 15 und 25 Jahren, wo die Gefahr einer Anorexie am größten ist. Die Frau verdankt den ästhetischen Reiz ihrer Körperformen, wie auch immer definiert, vor allem dem Fett. Im späteren Alter ist eine gewisse Rundlichkeit die Voraussetzung für angenehme Gesichtszüge, die bei sehr schlanken Frauen leicht hager und eingefallen wirken können; bei den über Dreißigjährigen ist ein vernünftiger Anteil von Fett – etwa 25–30 Prozent bei Frauen und 15–20 Prozent bei Männern – von der Natur einfach vorgesehen. Es ist sehr gut möglich, sehr fit und bei ausgezeichneter Gesundheit zu sein, ohne sich in einen überschlanken Körper hineinzukasteien. Die der Modeindustrie zugrunde liegende Skelett-Figur hat mit Gesundheit aber auch rein gar nichts zu tun. Vielleicht sollten keine Schaufensterpuppen mehr benutzt werden, die, wären sie aus Fleisch und Blut, oft genug zu dürr wären, um eine Menstruation zustande zu bringen!

Zusammenfassung

◆ Frauen, die sich regelmäßig bewegen oder Sport treiben, haben im allgemeinen einen geringeren Körperfettanteil (12–26 Prozent) als nichtaktive Frauen. Der niedrigste Körperfettanteil findet sich beim Mittel- und Langstreckenlauf, Triathlon, Turnen und bei allen Sportarten mit Leichtgewichtsklassen.

◆ Das Körperfett umfaßt Baufett (bei Frauen etwa 10 Prozent der Körpermasse) und Speicherfett (bei der Durchschnittsfrau etwa 16 Prozent). Geschlechtsspezifisches Fett ist für die normale Funktion des weiblichen Hormonzyklus notwendig.

◆ Der Abbau von Gewicht und Fett auf einen sehr niedrigen Körperfettanteil (unter 15–20 Prozent) kann Amenorrhöe, ein Ausbleiben der Menstruation, auslösen und damit das Risiko von Knochenentkalkung und Ermüdungsbrüchen erhöhen.

◆ Der Körperbau-Index und das Verhältnis Taille/Hüfte liefern für die meisten Frauen nützliche Orientierungswerte. Die Hautfaltenmessung ist eine einfache, praktische und relativ genaue Methode, um im Frauensport den Körperfettanteil zu bestimmen.

◆ Der Abbau von Fett sollte allmählich vor sich gehen (höchstens 1–2 Pfund die Woche) und durch eine Kombination von Diät und verstärkter Bewegung erreicht werden.

◆ Ein fettverbrennendes Trainingsprogramm hat nicht nur die Intensität der Bewegung zu berücksichtigen, sondern auch die insgesamt verbrauchte Kalorienzahl.

Tips für die Praxis

◆ Eine gewisse Fettmenge ist die Voraussetzung für bestimmte Körperfunktionen: Weniger bedeutet nicht mehr Leistung und bessere Gesundheit.

◆ Nehmen Sie sich für Ihre Körperzusammensetzung ein realistisches Ziel vor, das Ihre Gesundheit und Trainingsfähigkeit nicht gefährdet. Holen Sie sich Rat von Fachleuten.

◆ Kontrollieren Sie die Veränderung Ihres Körperfettanteils durch Messungen der Hautfaltendicke und des Umfangs bestimmter Körperpartien und setzen Sie sich einen vernünftigen zeitlichen Rahmen.

◆ Eine Amenorrhöe oder Menstruationsstörungen lassen sich durch allmähliche Gewichtszunahme beseitigen, durch die Verringerung des Trainingsumfangs, einen Abbau des psychischen Drucks oder durch eine Kombination dieser drei Faktoren. Wenn Sie unsicher sind, gehen Sie zu einem Sportmediziner oder Sport-Ökotrophologen.

7

Praktische Strategien zum Abnehmen

ANITA BEAN

Beeinträchtigt überschüssiges Körperfett die Leistung?

Für viele Frauen treten die Bemühungen, bei bestimmten Sportarten einen bestimmten Körperfettanteil zu erreichen, immer stärker in den Vordergrund.

Überschüssiges Fett ist bei den meisten Sportarten und Bewegungsformen hinderlich. Es kann Ihre Leistung mindern, Ihre Kraft, Geschwindigkeit und Ausdauer herabsetzen. Bei Ausdauersportarten wie Langstreckenlauf führt ein Zuviel an Fett dazu, daß die Läuferin nur ein geringeres Tempo erreicht und schneller ermüdet. Man schätzt, daß eine 72 Kilo schwere Läuferin, wenn sie 5 Prozent Körperfett abbaut, bei einem Marathonlauf 6 Minuten früher ins Ziel gehen würde. Bei Kraftsport und Sportarten mit Kurzzeit-Spitzen-belastungen wie Sprinten, Weitsprung oder Volleyball setzt überschüssiges Fett die Bewegungseffizienz herab und mindert auch hier die Leistung.

Kann man mit dem Abnehmen auch übertreiben?

Daß es für die jeweiligen Sport- und Bewegungsarten einen wünschenswerten Bereich für den Körperfettanteil gibt, ist offensichtlich; doch der Zusammenhang zwischen Leistung und Körperfett ist keineswegs linear.

Ein großes Problem entsteht, wenn eine Sportlerin in Versuchung kommt, aufgrund des Zusammenhangs zwischen Körperfett/Gewicht und Leistung extrem abzumagern in der irrigen Annahme, je weniger Fett, desto besser.

Sinkt der Körperfettanteil unter einen

bestimmten Wert, kann auch das die Leistung negativ beeinflussen. Eine langfristige Kalorienbeschränkung führt unweigerlich zu einer Leerung der Glykogenspeicher, der Körper erholt sich nicht mehr vollständig von einer Anstrengung, das Gewebe heilt schlechter und bildet sich nicht mehr so schnell nach, die Nährstoffzufuhr läßt zu wünschen übrig. Das Endergebnis: chronische Müdigkeit, verstärkte Anfälligkeit für Infektionen, Leistungsknick, Burnout-Syndrom, erhöhtes Risiko einer Eisenmangel-Anämie und vorzeitigen Knochensubstanzverlusts sowie ein erhöhtes Verletzungsrisiko.

Ein anderes großes Problem ist die Entwicklung eines gestörten Eßverhaltens bis hin zu massiven Eßstörungen wie Anorexie und Bulimie. Studien in den USA geben Anlaß zu der Vermutung, daß etwa bei 60 Prozent aller normalgewichtigen jungen Frauen das Eßverhalten in irgendeiner Form gestört ist. Eine Einzelstudie über Turnerinnen, die an der Universität von Nordtexas durchgeführt wurde, kam zu dem Ergebnis, daß nur 22 Prozent der Turnerinnen normale Eßgewohnheiten hatten. 61 Prozent zeigten einige Symptome von Eßstörungen, 16 Prozent litten an einer ausgeprägten Bulimie. Die Forschung ist sich einig, daß ein solches Eßverhalten auch andere Gruppen von Sportlerinnen und aktiven Frauen betrifft, vor allem Frauen, die zu einem geringen Selbstwertgefühl neigen. Das Thema Körperbild und Hungern wird in Kapitel 8 ausführlich behandelt.

Welcher Anteil von Körperfett ist wünschenswert?

Es ist unmöglich, für die einzelnen Sportarten einen exakten Wert anzugeben. Eine gewisse Bandbreite ist auf jeden Fall akzeptabel; der jeweils optimale Wert ist individuell verschieden. Es ist unwahrscheinlich, daß zwei Menschen denselben Körperfett-Optimalwert haben. Zum Beispiel bringt eine Schwimmerin vielleicht bei 16 Prozent Körperfettanteil ihre Bestleistung, eine Teamkollegin aber auch noch mit 18 Prozent.

Vom gesundheitlichen Standpunkt aus gelten 18–25 Prozent Körperfettanteil als wünschenswert, doch liegen die Werte für Leistungssportlerinnen eher niedriger. Eine Studie kam auf einen Wert von 13–18 Prozent, der bei den meisten Sportarten, bei denen ein schlanker Körper gefragt ist, Bestleistungen ermögliche. Doch sollten Sie immer bedenken, daß dieser Wertbereich nicht unbedingt auch für die Gesundheit der beste ist.

Soll man Kalorien zählen?

Das Zählen der Kalorien gehört vielleicht bald der Vergangenheit an. Immer mehr Forschungsergebnisse deuten darauf hin, daß die Kalorien aus Kohlenhydraten, Fett und Protein im Körper ganz unterschiedlichen Prozessen unterliegen, was wichtige Auswirkungen auf den Körperfettanteil hat. Anstatt nur auf die Gesamtenergie-Balance zu achten (den Input und Output von Kalorien), betrachten die Wissenschaftler heute jeden Nährstoff getrennt, also die Kohlenhydratzufuhr und die Verbrennung bzw. Speicherung von Kohlenhydraten, die Fettzufuhr und die Verbrennung bzw. Speicherung von Fett usw.

Die Hypothese, daß Fett Kalorie für Kalorie dicker macht als Kohlenhydrate, wird von einer Reihe hieb- und stichfester Studien gestützt. In einer Studie über Häftlinge in Vermont wurde festgestellt, daß schlanke Männer, die zu viel fettreiche Nahrung bekamen, eher zunahmen als bei einer zu reichlichen, aber ausgewogenen Ernährung mit Kohlenhydraten und Fett. In einer anderen, vor kurzem durchgeführten Studie verzehrten Männer zweimal 14 Tage lang 150 Prozent ihres Kalorienbedarfs. In der ersten Phase bestanden die überschüssigen Kalorien aus Fett, in der zweiten Phase aus Kohlenhydraten. Bei übermäßiger Fettzufuhr lagerte der Körper wesentlich mehr Fett an als bei einem Zuviel an Kohlenhydraten. Dieser Prozeß war bei Männern, die bereits übergewichtig waren, sogar verstärkt zu beobachten.

Kann Alkohol den Körperfettanteil erhöhen?

Alkohol kann aufgrund seiner Toxizität nicht im Körper gespeichert werden. Daher wird der gesamte Alkohol, der in den Körper gelangt, sofort abgebaut und in Energie umgewandelt. Während dieses Prozesses steht die Fettverbrennung still. Also kann Alkohol indirekt den Körperfettanteil beeinflussen: Solange er im Körper vorhanden ist, wird Fett gleich in die Speicher geschleust.

Können Kohlenhydrate den Körperfettanteil erhöhen?

Werden mehr Kohlenhydrate verzehrt als vom Körper unmittelbar benötigt, können sie als Glykogen gespeichert werden. Doch die Speicher sind relativ klein (etwa 400 g), Einlagerungen unterliegen strenger Kontrolle. Werden zu viele Kohlenhydrate gegessen, dann erhöht sich die Kohlenhydratverbrennung, wie Studien gezeigt haben. Mit anderen Worten: Es wird ein Teil der überschüssigen Kohlenhydrate einfach verbrannt und in Form abgestrahlter Hitze regelrecht vergeudet! Bis zu ein Viertel der Kalorien aus Kohlenhydraten wird in Hitze umgewandelt, der Rest nach Möglichkeit in Glykogen.

Erhöht Fett den Körperfettanteil?

Ganz anders als bei den anderen Nährstoffen sind die Speicher für Fett extrem groß – sie fassen soviel Energie, daß der Durchschnittsmensch davon 1200 km joggen könnte! Alles verzehrte Fett, das nicht unmittelbar zur Energieerzeugung oder im Stoffwechsel benötigt wird, wird im Fettgewebe gespeichert. Wenn Sie zuviel Fett essen, erhöht sich weder die Fettverbrennung noch reagiert Ihr Appetit. Zusätzliches Fett wird nur verbrannt, wenn der Energiebedarf die Energiezufuhr übersteigt – oder bei Ausdauerbelastung, also Bewegungsformen wie Gehen, Schwimmen usw. Führende Forscher auf dem Gebiet der *Adipositas* (Fettsucht) haben eine weitere physiologische Theorie zur Erklärung vorgelegt, weshalb Fett leicht im Übermaß genossen wird. Nicht einmal kurzfristig sei es so sättigend wie andere Nährstoffe. Fett wird nach den Mahlzeiten nicht so rasch verstoffwechselt wie Kohlenhydrate oder Eiweiß. Während Kohlenhydrate den Blutzuckerspiegel erhöhen, wird er durch Fett oft gesenkt, was bedeutet, daß Kohlenhydrate schneller ein Sättigungsgefühl hervorrufen als Fett.

Was ist das Geheimnis zur Zügelung des Appetits?

Unser Appetit hängt davon ab, in welchem Verhältnis wir Kohlenhydrate, Fett und Eiweiß essen. Glykogen spielt bei der Regelung des Hungers und Appetits und daher für eine langfristige Gewichtskontrolle die größte Rolle. Schwankungen unserer Glykogenvorräte werden von unseren Appetitkontrollzentren wahrgenommen und in Hungergefühle übersetzt. Sind unsere Reserven geschrumpft, dann wächst unser Appetit, und wir möchten mehr essen. Sind unsere Glykogenspeicher voll, läßt unser Appetit nach; wir essen weniger. Ein ausgeglichener Kohlenhy-

drat-Haushalt wird zum Teil durch verstärkte Verbrennung, zum Teil durch die Dämpfung des Appetits erreicht.

Wie helfen Kohlenhydrate beim Abnehmen?

Bei einer Ernährung, die reich an komplexen Kohlenhydraten und arm an Fett ist, wird es einem schwer gelingen, zuviel zu essen und zuzunehmen. Kohlenhydrate haben auf unseren Appetit eine dämpfende Wirkung, die dem Fett so gut wie völlig fehlt. Wir könnten fröhlich Fettreiches in uns hineinschaufeln, tagelang, ohne unseren Appetit zu verlieren. Bei kohlenhydratreichen Nahrungsmitteln stellt sich viel rascher das Gefühl der Sättigung ein.

Eine vor kurzem am Dunn Clinical Nutrition Centre durchgeführte Studie hat ergeben, daß Freiwillige, die sieben Tage lang unbegrenzte Mengen einer fettarmen, kohlenhydratreichen Kost essen durften, bei der Fett 20 Prozent der Kalorien stellte, dabei unbeabsichtigt Körperfett abbauten. Bekamen sie jedoch Speisen mit mittlerem oder hohem Fettgehalt (40% bzw. 60% der Kalorien), *die genauso aussahen*, dann aßen sie zuviel und nahmen bis zu 0,9 kg Körperfett zu. Die Versuchspersonen sagten aus, sie hätten keinen Unterschied zwischen der fettarmen Diät und den fettreicheren Varianten festgestellt und ihren Appetit in beiden Fällen befriedigen können.

Eine neuere Experimentreihe der Appetitforschungsgruppe an der Universität in Leeds hat gezeigt, daß Versuchspersonen, die eineinhalb Stunden nach einem kohlenhydratreichen Frühstück unbegrenzte Mengen einer Zwischenmahlzeit essen durften, dabei von selbst weniger Kalorien zu sich nahmen als nach einem fettreicheren Frühstück. Die Forscher zogen den Schluß, daß mehr Fett beim Frühstück keine Auswirkung auf den Appetit später am Tag hat. Mehr Kohlenhydrate beim Frühstück dagegen konnten den Hunger länger dämpfen – die Versuchspersonen hatten später ein geringeres Bedürfnis nach Snacks; auch war die Wahrscheinlichkeit, daß sie im Lauf des Tages zuviel essen würden, geringer.

Was sind die Gefahren einer strengen Diät?

Das Hauptproblem bei einer zu starken Kalorienbeschränkung besteht darin, daß Sie dabei womöglich nicht mehr genug essen können, um Ihr Körpergewebe (Organe, Muskeln, Knochen usw.) und alle lebenswichtigen Körperprozesse (Atmung, Verdauung, Kreislauf, Nierenfunktion usw.) aufrechtzuerhalten. Die Kalorienmenge, die Ihr Körper im Ruhezustand verbraucht, wird als *Grundumsatz (GU)* bezeichnet. Bei den meisten Frauen liegt der Grundumsatz zwischen 1200 kcal/5040 kJ und 1500 kcal/6300 kJ am Tag. Je schwerer und je muskulöser Sie sind, desto höher Ihr Grundumsatz. Ein großer Mensch verbrennt mehr Kalorien als ein kleiner, eine Sportlerin

mehr als eine nichtaktive Frau, die genauso viel wiegt.

Wenn Sie weniger als Ihren Grundumsatz zu sich nehmen, wird Ihr Körper anfangen, Protein abzubauen. Dieses Protein stammt aus Ihrem Muskelgewebe und vielleicht auch aus Ihren Organen. Damit verlieren Sie nicht nur Fett, sondern auch wertvolles fettfreies, aktives Gewebe.

Vergessen Sie nicht, daß Sie noch zusätzliche Kalorien für Bewegung benötigen, ob Sie nun spazierengehen, einkaufen oder trainieren. Ihr gesamter Kalorienbedarf ist also um einiges größer als Ihr Grundumsatz. Je höher Ihre Kalorienzufuhr, desto größer Ihre Aussicht, genügend Vitamine, Mineralstoffe und Protein zu erhalten, weil Sie mehr verschiedene Nahrungsmittel essen. Zwar ist es theoretisch möglich, auch aus einem Speiseplan mit 1000 kcal/4200 kJ genügend Vitamine und Mineralstoffe zu erhalten, in der Praxis ist das aber recht schwer umsetzbar. Dazu müßten Sie schon ausgesprochen viele verschiedene Nahrungsmittel essen, einschließlich viel frisches Obst und Gemüse. Viele Sportlerinnen haben wenig Zeit und greifen daher gern zu fettreichen Snacks, Fertigmahlzeiten mit standardisierter Kalorienzahl und anderen Fertigprodukten, die oft nur geringe Mengen bestimmter Vitamine enthalten. Da kann es nur allzu leicht passieren, daß Sie mit wertvollen Nährstoffen wie Calcium, Eisen, Vitamin E und Vitamin A unterversorgt werden.

Wie kann ich Körperfett abbauen?

Am gesündesten und effektivsten können Sie Körperfett durch eine Kombination von Diät und Bewegung abbauen. Auf den folgenden Seiten finden Sie ein einfaches 8-Punkte-Programm vor, das Ihnen helfen wird, Ihr Körperfett auf ungefährliche und gesunde Weise zu verringern, ohne daß Ihre Leistung darunter leiden wird:

1. Zielsetzung

Setzen Sie sich ein *realistisches Ziel,* besser noch eine Reihe von Kurzzeit-Zielen, die mit Sicherheit zu erreichen sind. Beraten Sie sich mit einem Sporternährungs-Fachmann, Ihrem Trainer oder Sportlehrer und berücksichtigen Sie Ihren individuellen Körpertyp und Ihr momentanes Trainingsprogramm. Fortschritte lassen sich durch Messungen der Hautfaltendicke und des Körperumfangs an bestimmten Stellen besser überwachen als mit der Waage.

2. Bestimmen Sie Ihre momentane Kalorienzufuhr

Der Kalorienbedarf ist bei uns allen unterschiedlich, je nach Körpergewicht, Grad der Aktivität, Körperzusammensetzung und individuellem Stoffwechsel. Stellen Sie erst einmal fest, wieviel Kalorien Sie zur Zeit zu sich nehmen, indem Sie mindestens drei Tage lang genau Buch führen über alles, was Sie essen. Denken Sie daran, daß 1 kg Fett 9000 kcal/37800 kJ liefert. Um in einer Woche ein Pfund Fett zu verlieren, müssen Sie also ein Defizit von 4500 kcal/13900 kJ schaffen. Das entspricht 643 kcal/2700 kJ am Tag und läßt sich durch eine Kombination von weniger Essen und mehr Bewegung erreichen.

Versuchen Sie nicht, mehr als ein bis zwei Pfund in der Woche abzunehmen – haben Sie Geduld! Sonst wird Ihr Körper beginnen, verstärkt Muskel- und Organgewebe abzubauen. Wenn Sie normalerweise 2500 kcal/10500 kJ am Tag zu sich nehmen, reduzieren Sie diese Menge auf 2000 kcal/8400 kJ und bewegen sich etwas mehr.

3. Decken Sie immer mindestens Ihren Grundumsatz

Bei den meisten Frauen liegt der Grundumsatz (GU) zwischen 1200 kcal/5040 kJ und 1500 kcal/6300 kJ pro Tag – die minimale Energiezufuhr, um das fettfreie Körpergewebe zu erhalten. Unterschreiten Sie diesen Wert, dann wird Ihr Körper sein eigenes Protein und Glykogen angreifen.

Einen Annäherungswert für Ihren Grundumsatz erhalten Sie, wenn Sie Ihr Körpergewicht in Kilogramm mit dem Faktor 22 multiplizieren. Bei einem Gewicht von 57 kg hätten Sie demnach einen Grundumsatz von $57 \times 22 = 1254$ kcal/5267 kJ. Soviel braucht Ihr Körper mindestens, um einen Tag lang (in Ruhestellung) zu überleben.

4. Essen Sie viel Kohlenhydrate

Setzen Sie es sich zum Ziel, mindestens 60 Prozent Ihres Kalorienbedarfs mit Kohlenhydraten zu bestreiten. Viele Frauen, die abnehmen wollen, schränken den Verzehr kohlenhydratreicher Speisen ein in der irrigen Annahme, daß sie ihre Pfunde dann leichter loswerden. Das Problem sind aber nicht die Kohlenhydrate, sondern das Fett! Kohlenhydrate machen nicht dick (sie enthalten nur halb soviel Kalorien wie Fett) und sind sogar notwendig, damit Sie mit optimal gefüllten Glykogenspeichern ins Training gehen können. Vergessen Sie nicht: Es ist fast unmöglich, von einer kohlenhydratreichen, fettarmen Diät zuviel zu essen und Fettdepots anzulagern!

Die guten Kohlenhydrate

- Alle Brotsorten, einschließlich Mehrkornbrot, Roggenbrot, Toast, Knäckebrot, Matzen, Brötchen usw.
- Frühstücksflocken
- Gerichte aus Nudeln, Reis, Hafer, Kuskus, Gerste, Hirse
- Ofenkartoffeln, gekochte Kartoffeln, Kartoffelpüree, Süßkartoffeln
- Hülsenfrüchte: Bohnen, Linsen, Erbsen
- Stärkereiche Gemüsesorten wie Rübchen, Topinambur, Mais, Kochbananen
- Obst, frisch und aus der Dose; Trockenfrüchte

5. Ernähren Sie sich fettarm – aber nicht fettfrei!

Da Fett die konzentrierteste Energiequelle ist (es enthält pro Gramm 9 kcal/38 kJ, im Vergleich zu Kohlenhydraten und Protein mit je 4 kcal/17 kJ), sollten Sie den Verzehr von fettreichen Nahrungsmitteln einschränken. Allerdings sollten Sie es nicht darauf anlegen, das Fett aus Ihrem Speiseplan völlig zu eliminieren, weil eine gewisse Menge davon notwendig ist, damit Sie mit essentiellen Fettsäuren versorgt und fettlösliche Vitamine aufgeschlossen werden können. Eine sehr fettarme Diät kann über längere Zeit hinweg den Hormonhaushalt durcheinanderbringen und Vitamindefizite, trockene Haut sowie andere gesundheitliche Probleme hervorrufen. Bei einer solchen Diät kommen auch wichtige Antioxidantien wie das Vitamin E zu kurz, das die Schäden durch freie Radikale, das Risiko einer Herzerkrankung und gewisser Krebstypen verringern hilft und möglicherweise den gesamten Alterungsprozeß verlangsamt. Daher sollten Sie täglich fett- oder ölhaltige Nahrungsmittel in kleinen Mengen essen, vor allem Fett pflanzlicher Herkunft, zum Beispiel Olivenöl, Sonnenblumenöl, Nüsse, Erdnußmus, Samen.

6. Essen Sie häufig und regelmäßig

Kleine, regelmäßige Mahlzeiten und Snacks sorgen dafür, daß der Blutzucker- und der Insulinspiegel stabiler

Die fettarme Alternative

Davon weniger:

+ Butter, Margarine und andere fette Aufstriche
+ Fritiertes

+ Fettes Fleisch und Fleischprodukte, z.b. Hamburger, Würstchen

+ Pikante Mürbeteigkuchen

+ Kuchen, Kekse

+ Schokolade und Konfekt
+ Kartoffelchips, Knabbereien

Statt dessen:

+ Fettarme Aufstriche; Erdnußmus,Tahini (Sesampaste)
+ Gegrilltes/Gekochtes/ Gebackenes/Pfannengerührtes/ in der Mikrowelle Gegartes
+ Sorgfältig von Fett befreite, magere Fleischstücke
+ Hähnchen und Truthahn (ohne Haut)
+ Weißer Fisch, Thunfisch in Lake/Wasser
+ Nudel- und Reisgerichte ohne fette oder sahnige Saucen
+ Milchreis, Grießbrei, Pudding (mit fettarmer Milch gekocht), fettarmer Joghurt und Quark
+ Trockenfrüchte, Löffelbiskuits
+ Reiswaffeln, Haferkekse (Schottische Oatcakes)

Gesunde Snacks

+ Belegte Brote, Brötchen, Pita usw. mit fettarmem Belag (z. B. Banane, körniger Frischkäse, Thunfisch, Hähnchenfleisch, Salat)
+ Muffins, Rosinenbrötchen, Hefeteilchen
+ Haferkekse (Oatcakes) mit fettarmem Belag (z. B. Banane, Fruchtaufstrich)
+ Toast mit Honig/Fruchtaufstrich/weißen Bohnen in Tomatensauce (Dose)
+ Frisches Obst, z. B. Bananen, Äpfel, Birnen, Trauben
+ Trockenfrüchte, z. B. Rosinen, Aprikosen, Datteln, Apfelringe
+ Fruchtschnitten, Müsliriegel
+ Selbstgemixte Milch-Shakes mit fettarmer Milch, Bananen und Joghurt
+ Ofenkartoffeln mit fettarmer Füllung, z. B. Magerquark, körnigem Frischkäse, weißen Bohnen in Tomatensauce (Dose)
+ Frühstücksflocken, Müsli mit fettarmer Milch

bleiben und folglich Ihr Energieniveau nicht ins Schwanken gerät. Die Forschung hat nachgewiesen, daß dieses Eßverhalten auch zur Senkung des Cholesterinspiegels beiträgt. Genauso wichtig ist, daß der gleichmäßige Zustrom von Nährstoffen für die Wiederauffüllung der Glykogenspeicher sorgt, die Erholungsphase nach dem Training beschleunigt und die Reaktion Ihres Körpers auf das Bewegungstraining optimiert (z. B. die Wiederherstellung, Kräftigung, Tonisierung des Muskelgewebes).

7. Frühstücken Sie ausgiebig!

Wenn Sie das Frühstück überspringen, hilft Ihnen das keineswegs beim Abnehmen. Studien in den USA konnten eindeutig belegen, daß Frühstücksmuffel öfter Übergewicht haben als Menschen, die regelmäßig frühstücken. Das Auslassen dieser wichtigen Mahlzeit wird zum Problem, weil Ihr Hunger dadurch später größer wird und Sie dann bei den Mahlzeiten zuviel essen oder zwischendurch an Kalorienreichem knabbern. Wenn Sie morgens Ihren Hunger bewußt ignorieren, kann das auch Ihre natürlichen Appetitsignale dämpfen, so daß Sie Ihr normales Hunger- und Sättigungsgefühl langsam verlieren. Auch dann werden Sie bei den Mahlzeiten eher zuviel zu sich nehmen.

Ein Frühstück gibt Ihrem Blutzuckerspiegel und damit Ihrer Energie einen kräftigen Schub, regt Ihren Stoffwechsel an und deckt schon einmal einen beträchtlichen Anteil Ihres Tagesbedarfs an Vitaminen, Mineralstoffen, Ballaststoffen und Kohlenhydraten. Es ist nicht wichtig, daß Sie sich gleich nach dem Aufstehen an den Frühstückstisch setzen, wenn Sie noch keinen Hunger haben, aber machen Sie es sich zur Regel, dennoch frühzeitig zu essen.

Das gute Frühstück

- Porridge aus Haferflocken und Magermilch oder fettarmer Milch, dazu Obst
- Vollkorn-Frühstücksflocken wie »Weetabix«, »Bran Flakes«, Weizenflocken, Weizenschrot, Müsli, »Crunchy«, dazu Magermilch oder fettarme Milch
- Brötchen, Brot mit Honig, dazu frisches Obst
- Vollkorntoast mit Fruchtaufstrich, Honig, Hefeaufstrich, Erdnußmus oder Konfitüre
- Frisches Obst und Trockenfrüchte mit fettarmem Joghurt (dazu Nüsse/Samen, wenn Sie möchten)
- Vollkorntoast mit Ei – pochiert, gekocht oder als Rührei

8. Essen Sie abends nicht zuviel

Wenn Sie am Abend trainieren, sollten Sie versuchen, den größten Teil Ihrer Mahlzeiten schon tagsüber zu essen – also ein ausgiebiges Frühstück und Mittagessen, dazwischen regelmäßige Snacks. Nach dem Training essen Sie, damit sich Ihre Glykogenspeicher wieder zu laden beginnen, eine kohlenhydratreiche kleine Mahlzeit oder einen Snack (z. B. eine Ofenkartoffel mit fettarmer Füllung) – aber nicht so viel, daß Sie sich unangenehm voll fühlen. Versuchen Sie, nach der abendlichen Hauptmahlzeit mindestens noch zwei Stunden wach zu bleiben. Ein voller Magen im Bett kann beschwerlich sein und den Schlaf stören. Und wenn Sie direkt vor dem Schlafengehen eine große Mahlzeit essen, muß der größte Teil der Energie gespeichert werden, weil kein Energiebedarf mehr besteht. Zwar wird einiges davon in Glykogen umgewandelt, doch eine ganze Menge auch in Körperfett.

Eine Anmerkung zu Entschlackungsdiäten

Bei sogenannten Entschlackungskuren handelt es sich meist um extreme Diätformen. Diese Diäten erheben den Anspruch, den Körper von Giften zu befreien und ihn zu »reinigen«; dazu schränken sie die Palette der erlaubten Nahrungsmittel drastisch ein. Die meisten dieser Diäten bestehen nur aus wenigen Typen von Nahrungsmitteln, zum Beispiel Obst und Gemüse oder Frucht- und Gemüsesäften.

Für die Entschlackungstheorie gibt es, auch wenn diese Kuren gerade »voll im Trend« sind, keinerlei wissenschaftliche Beweise, noch wird sie von qualifizierten Ärzten und Ernährungsberatern empfohlen. Zwar stimmt es, daß Sie wahrscheinlich in kürzester Zeit abnehmen (zum größten Teil Glukose und Wasser), da Sie letzten Endes weniger Kalorien zu sich nehmen; doch solche Diäten bieten bei Gewichtsproblemen weder eine gesunde noch eine dauerhafte Lösung. Sie dürfen auf keinen Fall länger angewandt werden, weil dann der Nährstoffhaushalt im Körper durcheinandergerät. Statt Blitzkuren von kurzem Erfolg sollten Sie lieber eine langfristige, ausgewogene und gesunde Ernährung anstreben. *Vermeiden Sie alle Extreme!*

8

Körperbild und Eßstörungen

ANITA BEAN

D ie meisten Frauen in unserer Gesellschaft haben ein verzerrtes Körperbild und nehmen sich dicker wahr, als sie sind. Folglich mühen sich viele von uns im Kampf um die schlanke Linie ihr ganzes Leben lang ab. Manche greifen zum drastischen Mittel der Schönheitschirurgie, doch die meisten konzentrieren sich auf Bewegungstraining und Diät. Was an und für sich schön und gut ist; bleibt aber das Körperbild verzerrt, kann die Beschäftigung mit dem eigenen Gewicht und den Kalorien zwanghaft werden und sich vielleicht sogar zu Eßstörungen auswachsen.

Vielleicht wäre von Frauen in der Fitneß- und Sportszene eine entspanntere, positivere Einstellung zu ihrem Körperbild zu erwarten. Doch sieht es so aus, als wären selbst im Umfeld eines erhöhten Körperbewußtseins Gesundheit, Fitneß und Leistung immer mit Vorstellungen vom »richtigen« Gewicht und ästhetischen Gesichtspunkten gekoppelt.

Dieses Kapitel untersucht die Einflüsse des Körperbilds auf die Frauen im allgemeinen und wie sie auf den Druck des Schlankheitsideals reagieren. Dann gehen wir der Frage nach, wie stark sich diese Einstellungen im Umfeld Sport niederschlagen.

Die Veränderlichkeit des weiblichen Schönheitsideals

Im Lauf der Zeiten unterlag das weibliche Schönheitsideal erstaunlichen Veränderungen, je nachdem, was die Mode gerade vorschrieb. Ob im 15. Jahrhundert üppige Rubens-Formen gefragt waren, im 17. und 19. Jahrhundert eine Wespentaille bei schwellendem Derriere – immer griffen die

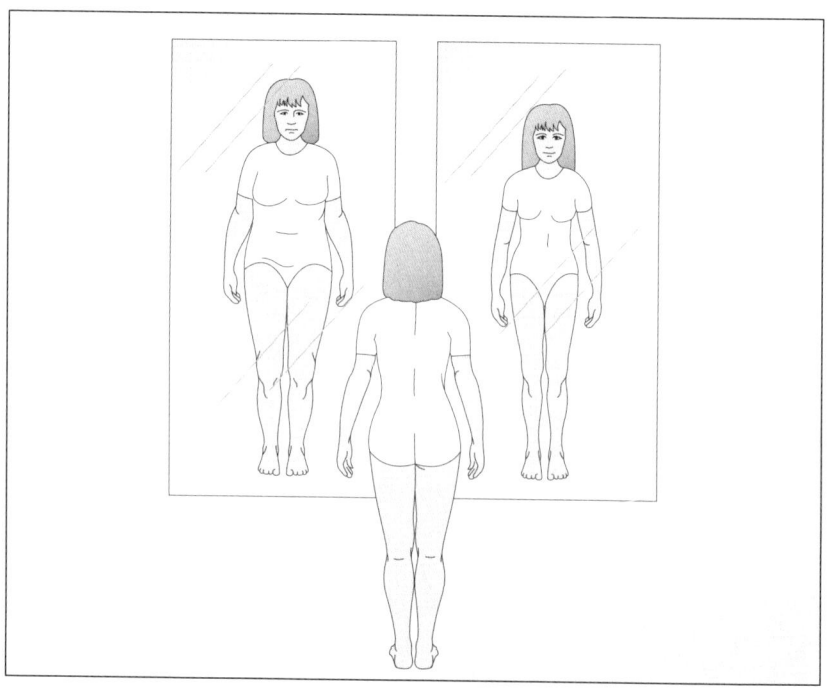

Abb. 14: Unser Körperbild ist das innere Bild, das wir von unserem Körper haben.

Frauen zu Korsetts, Tournüren und Fischbeinstäbchen, um sich in die gerade modische Form zu zwängen. Die anspruchsvollsten Forderungen jedoch stellte die Mode des 20. Jahrhunderts an uns. Für die mädchenhafte Flachbrüstigkeit der 20er Jahre banden sich die Frauen den Busen ein, in den 40ern eiferten sie den Kurven der Monroe nach, hungerten sich in den 60ern in knabenhafte Twiggy-Figuren und trainierten sich im Fitneß-Boom der 70er und 80er die geforderten Muskeln an. In den 90ern schließlich verherrlichen die Medien ein Ideal, wie es von schlaksigen Models wie Kate Moss verkörpert

wird, deren Proportionen (Größe 36 bei über 1,72 m) für die Mehrzahl der Frauen einfach unerreichbar sind. Daß das veränderte Frauenideal nicht etwa eine natürliche Entwicklung widerspiegelt, sondern von Modetrends künstlich diktiert wird, zeigt eindrucksvoll eine im British Medical Journal veröffentlichte Studie zweier finnischer Ärztinnen, die die Maße von Schaufensterpuppen mit den Maßen der normalen Sterblichen verglichen. Sie fanden, daß die Hüften der Puppen 14 cm schmaler waren, ihr Oberschenkelumfang 10 cm geringer als beim Durchschnitt der Frauen. Seit Kriegsende waren die Puppen extrem abgemagert: 10 cm an den Hüften, 5 cm an den Oberschenkeln. Eine Frau mit dem Körperfettanteil einer Schaufensterpuppe wäre unterernährt, schwach, litte an Amenorrhöe und vielleicht sogar Unfruchtbarkeit. Doch in der Modewelt wird eine gesunde Körperform nur allzu oft gnadenlos der Ästhetik geopfert.

Warum sollen Frauen eigentlich so dünn sein?

In den Medien verkörpert ein schlanker Körper oft Erfolg, Selbstkontrolle und ein glückliches Leben, während Fett mit Häßlichkeit, mangelnder Selbstdisziplin und Elend gleichgesetzt wird. Doch in Wirklichkeit leben viele schlanke Frauen gar nicht glücklich, weil sie um ihrer Attraktivität willen auf viele Genüsse verzichten und sogar hungern müssen. Wer steckt eigentlich hinter dieser Medienpropaganda? Manche Feministinnen vermuten, daß schwule Modedesigner sich Models aussuchen, deren Formen dem Körper junger Männer ähneln. Einer anderen Theorie zufolge werden die Frauen, die ja den Männern in Wirtschaft und Gesellschaft immer mehr Konkurrenz machen, von einer »Männerverschwörung« unter Druck gesetzt, dünn zu sein, damit sie in der von Männern dominierten Welt nicht Fuß fassen können: Wenn Frau buchstäblich weniger Platz einnimmt, braucht sie nicht mehr so stark beachtet zu werden. Und wenn die Energie einer Frau auf die Sorge um

ihre äußere Erscheinung gelenkt wird, bröckelt schnell ihr Selbstvertrauen, und sie verliert ihre Bedrohlichkeit.

Die Frauen sind teilweise selbst verantwortlich für den Schlankheitswahn. CAMILLE PAGLIA, Feministin und Autorin stark diskutierter Bücher über Rolle und Persönlichkeit der Frau, ist der Meinung, daß die Frauen miteinander um die schlanke Linie konkurrieren und die Figur oft als Statussymbol benutzen. Eine solche Konkurrenz läßt sich in einem rein weiblichen Umfeld wie Mädchenschulen klar beobachten, Brutstätten von Eßstörungen, für die der Gruppendruck der Gleichaltrigen den Nährboden liefert.

Leiden auch Männer an Eßstörungen?

Für Männer ist der Druck, einen schlanken Körper zu haben, geringer, da die Medien beim männlichen Schönheitsideal großzügiger sind. Eine gewisse Stattlichkeit gilt hier sogar oft als Zeichen von Macht, Stärke, Selbstvertrauen und Erfolg – alles positive männliche Attribute. Bei Männern richtet sich die Aufmerksamkeit der Medien außerdem immer noch mehr auf geistige als auf körperliche Eigenschaften. Heute allerdings ist das Interesse der Mode auch am männlichen Körper erwacht, wenn zum Beispiel ästhetisch außerordentlich reizvolle Anzeigen für männliche Düfte mit dem männlichen Torso in seiner ganzen Muskelpracht werben. Vielleicht trägt diese Entwick-

lung zur steigenden Anzahl der Eßstörungen bei Männern bei; einer von
zehn Anexoriefällen betrifft heute einen
Mann (und damit 0,2 Prozent der
männlichen Bevölkerung). Die Dunkel-
ziffer liegt wohl wesentlich höher, weil
Eßstörungen bei Männern schwieriger
zu diagnostizieren sind und daher oft
nicht registriert werden. Weil außerdem Eßstörungen generell als Frauen-
problem gelten, scheuen sich viele
Männer davor, Hilfe zu suchen.
Im allgemeinen ist jedoch die Wahrscheinlichkeit, eine Eßstörung zu entwickeln, bei Männern geringer als bei
Frauen, zum Teil, weil sie nicht so stark
unter dem Druck eines bestimmten
Schönheitsideals stehen, zum Teil, weil
sie ohnehin einen geringeren Körperfettanteil und mehr Muskelmasse
haben. Die Gefahr, daß sie ihr Gewicht
oder ihre Körperform mit negativen Ge-
fühlen verbinden, ist geringer, und
wenn sie abnehmen wollen, treiben sie
meist lieber mehr Sport, als eine Diät zu
machen oder gar Abführmittel einzunehmen.

Beginnen Eßstörungen schon in der Kindheit?

Heute werden sich die Mädchen schon
in der Kindheit ihres Körperbilds zu-
nehmend bewußt und spüren früh den
Druck, sich einem bestimmten Schönheitsideal anzupassen. Eine 1993 an
846 normalgewichtigen Mädchen im
Alter von 11 bis 18 Jahren durchgeführte Studie des Health Promotion

Research Trust enthüllte alarmierende
Zahlen: 70 Prozent der Mädchen hiel-
ten sich für dick, viele folgten bereits
strikt einer Diät. Forscher am Institute
of Technology in Dublin stellten 1994
fest, daß von 100 elfjährigen Mädchen
44 Prozent gern leichter wären, obwohl die meisten im Normgewichtsbe-
reich lagen. Auch in Australien kam die
Forschung auf ähnlich beunruhigende
Ergebnisse: 94 Prozent der Mädchen
und jungen Frauen an Schulen und
Universitäten äußerten, sie wären gern
schlanker, und 86 Prozent gaben an, sie
hätten schon mindestens eine Diät hinter sich. Daher überrascht es nicht, daß
die Eßstörungen bei Kindern rapide zunehmen; das Great Ormond Street Hospital verzeichnet über die letzten zehn
Jahre eine Verzehnfachung der einge-
wiesenen Kinder. Eine wachsende Anzahl junger Mädchen treten Diätgrup-
pen bei, obwohl eine Studie des Kings
College ergab, daß 32 Prozent der 12-
bis 16jährigen Mädchen, die solche
Gruppen besuchten, nicht übergewichtig waren.
Wenn man sich ansieht, welchen Rollenvorbildern die Mädchen hier nachei-
fern, dann erübrigt sich das Staunen.
Auch der Anteil der Spielzeugindustrie
bei der Entwicklung des Körperbilds bei
Mädchen sollte nicht unterschätzt werden. Die Vorstellung, daß eine perfekte
Figur, Schönheit und Erfolg eins sind,
wird den Kleinen schon früh durch
Puppen wie »Barbie« eingehämmert.
Auf die Maße der Durchschnittsfrau
hochgerechnet, sind Barbies Taille und

Hüften mindestens 25 cm schmaler, der Busenumfang 20 cm geringer, dafür das Innenbein 10 cm länger! Auch weibliche Comicfiguren, die auf die Kinder einen großen Reiz ausüben, verstärken die Attraktivität dieses weiblichen Zerrbilds.

Die Eltern spielen ebenfalls eine entscheidende Rolle dabei, welche Einstellung ihre Kinder gegenüber Diäten und Körperbild entwickeln. Psychologen haben festgestellt, daß Mütter, die sich als häßlich empfinden und sich zwanghaft mit Diät, ihrem Gewicht oder ihrer Fitneß beschäftigen, der nächsten Generation Eßstörungen und Gewichtsprobleme vermachen.

Was für ein Körperbild kann eine durchschnittliche Zehnjährige bei solchen Rollenvorbildern schon aufbauen?

Was unternehmen die Frauen, um die »Idealfigur« zu erreichen?

Diäthalten gehört bei Frauen schon zum Alltag: Eine Studie der Universität von Nottingham ermittelte, daß von zehn Frauen immer sechs »auf Diät« waren. Werden diese Schlankheitskuren überwacht (beispielsweise von einem renommierten Diätclub), Gewichtsverlust und Nährstoffzufuhr sorgfältig kontrolliert, dann ist das durchaus eine Möglichkeit, zu einem gesünderen, fitteren Körper zu kommen. Doch die drastisch einschränkende, übertriebene Selbstkontrolle, der sich sehr viele Frauen und vor allem junge Mädchen unterwerfen, bahnt oft den Weg für Heißhungeranfälle und

Tabelle 25: Merkmale und Warnzeichen der Anorexie (pathologischer Appetitverlust, Magersucht)

Typische Merkmale	Warnzeichen
◆ Starker Gewichtsverlust ◆ Freiwilliges Hungern ◆ Zwanghafte Angst vor dem Zunehmen ◆ Das Gefühl, noch bei Magerkeit zu dick zu sein ◆ Niedriges Selbstwertgefühl ◆ Rückzug von anderen Menschen ◆ Zwanghaftes Körpertraining ◆ Verzerrtes Körperbild	◆ Abnehmen bei überschlanker Figur ◆ Starke Gesichts- und Körperbehaarung ◆ Die Behauptung, dick zu sein (obwohl das Gegenteil der Fall ist) ◆ Essen in sehr kleinen Mengen ◆ Großes Interesse an Ernährung und Kalorien ◆ Ängste und Diskussionen über Ernährung ◆ Frieren/bläuliche Extremitäten ◆ Unruhe/wenig Schlaf ◆ Zwanghaftes Wiegen

Schlemmorgien, was heftige Schuldgefühle auslöst und den Vorsatz, sich künftig noch strenger zu kontrollieren. Ein erneuter Ausrutscher wird nicht ausbleiben, und schon schließt sich der Teufelskreis der Pfunde, die wie beim Jojo hinunter- und hinaufschnellen. Nahrung wird als Feind und nicht mehr als notwendige Energiequelle wahrgenommen, und diese verzerrte Sicht der Dinge kann zu Eßstörungen führen.

Wie häufig sind Eßstörungen?

Die neuesten Zahlen der britischen Behörden zeigen eine beunruhigende Zunahme von Anorexie und Bulimie, wobei sich die Anzahl der Betroffenen in einem Zeitraum von zehn Jahren verdoppelt hat. Hierzulande ist leider eine ähnliche Entwicklung zu beobachten. In Großbritannien schätzt man, daß 125000 Personen an Bulimie und 70000 an Anorexie leiden. Doch diese Zahlen stellen wohl nur die Spitze des Eisbergs dar, weil viele Fälle nicht erfaßt werden. In einer Studie wurde festgestellt, daß weniger als ein Drittel der an Bulimie leidenden Personen diese Eßstörung ihrem Arzt gegenüber erwähnt hat.

Was ist Anorexie?

Die medizinische Bezeichnung, *Anorexia nervosa,* bedeutet »Appetitsverlust aus nervösen Gründen«. Die auch als Magersucht bezeichnete Krankheit nimmt in der Regel in der frühen Pu-

bertät ihren Anfang, kann sich aber auch jederzeit später entwickeln. Frauen, die an Anorexie leiden, haben den verzweifelten Wunsch, dünn zu sein, und versuchen das durch Hungern zu erreichen. Anfangs sieht das vielleicht nur so aus wie der normale Wunsch, überschüssige Pfunde abzubauen, aber im Lauf der Diät nimmt der Gewichtsverlust einen immer höheren Stellenwert ein; die Magersüchtigen entwickeln ein immer verzerrteres Körperbild und glauben, sie seien dick, wenn sie schon längst stark untergewichtig sind. Die Angst vor dem Zunehmen wird zur Zwangsvorstellung. Viele Frauen trainieren dazu noch außergewöhnlich viel, um zusätzliche Kalorien zu verbrennen und ja kein Fett anzusetzen. Es fällt ihnen sehr schwer, sich als krank zu betrachten, und sie beginnen oft, die Gesellschaft anderer zu meiden – teils bedingt durch ihren Hungerzustand, teils wegen ihres geringen Selbstwertgefühls.

Wodurch wird Anorexie verursacht?

Die Entwicklung einer Anorexie läßt sich nicht auf eine einzige Ursache zurückführen. Es handelt sich nicht einfach um mißverstandenes Diäthalten, sondern ist vielleicht der Weg, auf dem ein Mensch versucht, schwierige emotionale oder psychische Probleme zu bewältigen. Viele Forscher glauben, daß der Druck des Schlankheitsideals, den Medien und Kultur auf die Frauen ausüben, ein wichtiger Faktor ist, daneben aber auch in starkem Maße die in der Familie herrschenden Normen und Wertvorstellungen. Typisch für Familien, in denen Anorexie auftritt, ist die übertriebene Bewertung der körperlichen Erscheinung, außerdem das Bedürfnis nach Bestätigung und Konformität, hohe persönliche Erwartungen und das Messen von Selbstwert und Erfolg an Äußerlichkeiten.

Welche gesundheitlichen Folgen hat Anorexie?

Anorexie kann gravierende körperliche und seelische Auswirkungen haben. Eine langfristige Drosselung der Nahrungszufuhr führt unausweichlich zu einer unzureichenden Energie- und Nährstoffversorgung. Die ersten Anzeichen sind ständige Müdigkeit, die durch die leeren Glykogenspeicher bedingt ist. Eine niedrige Zufuhr von Protein und Kohlenhydraten führt zum Abbau fettfreien Körpergewebes (*Katabolismus*) sowie zu einer Hemmung des Wachstums neuer Zellen und der Reparatur geschädigter Zellen (*Anabolismus*). Bei einer unzureichenden Zufuhr von Vitaminen und Mineralstoffen gerät der Energie- und Nährstoffhaushalt ins Wanken; zum Beispiel führt ein Mangel an Vitamin B zu chronischer Müdigkeit. Ist die Eisenzufuhr zu gering, leeren sich die vorhandenen Ei-

Tabelle 26: Folgen und Symptome der Anorexie

Gesundheitliche Folgen	Psychische Symptome
◆ Abfall der körperlichen Leistung ◆ Verringertes Sauerstoffaufnahmevermögen ◆ Erhöhte Infektionsanfälligkeit ◆ Langsame Heilung von Verletzungen ◆ Störungen im Elektrolythaushalt ◆ Amenorrhöe (Ausbleiben der Menstruationsblutung) ◆ Herzrhythmusstörungen ◆ Erhöhtes Risiko eines Verlusts von Knochensubstanz und frühzeitiger Osteoporose (Schwund des festen Knochengewebes) ◆ Hypotonie (niedriger Blutdruck) ◆ Hypothermie (Unterkühlung) ◆ Verdauungsstörungen	◆ Zwanghafte Beschäftigung mit Ernährung ◆ Angst vor dem Dickwerden ◆ Verzerrtes Körperbild ◆ Geringes Selbstwertgefühl ◆ Depressionen und Ängste ◆ Perfektionismus ◆ Zwangsvorstellungen ◆ Starkes Bedürfnis nach Anerkennung

senspeicher, bis es schließlich zur Eisenmangel-Anämie kommt. Zu deren frühen Symptomen gehören Kurzatmigkeit bei geringer Anstrengung, Leistungsabfall und Schwindelgefühle. Auch das Sauerstoffaufnahmevermögen (VO_{2max}) kann sich bis um 28 Prozent verringern.

Die Kombination von Untergewicht, einem niedrigen Körperfettanteil, mangelhafter Ernährung und übermäßigem Training führt zu Störungen sowohl im Menstruationszyklus wie im Östrogen-Haushalt. Ist der Östrogenspiegel niedrig, dann werden die Perioden unregelmäßig oder bleiben ganz aus; das führt nachweislich zu einem Verlust von Knochensubstanz und einem erhöhten Risiko osteoporosebedingter Brüche.

Bei Anorexie treten auch häufig Symptome im Verdauungstrakt auf, zum Beispiel Magenschmerzen, Blähungen, Verstopfungen und Unbehagen nach dem Essen. Oft stellen sich auch Hypotonie (niedriger Blutdruck) und Herzrhythmusstörungen ein, woraus sich mit der Zeit auch schwere Komplikationen wie Herzmuskelatrophie (Schwund des Herzmuskels), ein verlangsamter Puls und Anomalien in der Leber- und Nierenfunktion entwickeln können.

Eine Einschränkung der Flüssigkeitszufuhr führt zur chronischen Dehydratation, oft noch verschärft durch weitere Flüssigkeitsverluste, die durch selbst herbeigeführtes Erbrechen oder den Mißbrauch von Abführmitteln und Diuretika bedingt sind.

In den schlimmsten Fällen führt eine Anorexie zum Tod, und man schätzt, daß über 10 Prozent der Betroffenen entweder an der Krankheit selbst oder durch Selbstmord sterben.

Doch zum Glück sind viele der körperlichen Folgen einer Anorexie heilbar, und die Gesundheit läßt sich durch gute Ernährung und kontrolliertes Zunehmen wiederherstellen.

Die psychischen Folgen sind jedoch schwerer zu bewältigen. Manche typische Eigenheiten wie eine zwanghafte Beschäftigung mit Ernährung und ein verzerrtes Körperbild sind der Anorexie wahrscheinlich schon vorausgegangen. Andere haben sich eher daraus entwickelt, zum Beispiel Konzentrationsschwierigkeiten, soziale Isolation und Egozentrik. Anorexie verschärft noch die Symptome eines geringen Selbstwertgefühls, der Angst vor dem Dickwerden und des zwanghaften Strebens nach einer überschlanken Figur. Es bestehen Zweifel, ob sich diese Symptome merklich verringern, nachdem die Betroffenen körperlich wiederhergestellt scheinen. Der Forschung zufolge widerstrebt das mit einer Anorexie verbundene Persönlichkeitsprofil hartnäckig der Veränderung: Die Patientin ändert vielleicht einige Verhaltensmuster, doch die Persönlichkeit bleibt in ihren Grundzügen dieselbe.

Tabelle 27: Typische Merkmale und Warnzeichen einer Bulimie
(pathologisch gesteigertes Hungergefühl, zwanghafte Völlerei)

Typische Merkmale	Warnzeichen
◆ Heißhungeranfälle, bei denen große Mengen gegessen werden ◆ Schuldgefühle und Gewissensbisse danach ◆ Erbrechen und Mißbrauch von Abführmitteln ◆ Phasen des Hungerns ◆ Übermäßiges Körpertraining ◆ Verzerrtes Körperbild ◆ Zwanghafte Beschäftigung mit Ernährung und Gewicht	◆ Zahnverfall/Schmelzschäden ◆ Aufgedunsenes Gesicht ◆ Normalgewicht oder Gewichtsschwankungen ◆ Häufiges Wiegen ◆ Verschwinden nach den Mahlzeiten, um das Essen wieder von sich zu geben ◆ Heimliches Essen ◆ Menstruationsstörungen

Was ist Bulimie?

Typisch für Bulimie ist zwanghafte Völlerei, begleitet von selbst herbeigeführtem Erbrechen, Phasen des Hungerns und übertriebenen Körpertrainings sowie der Einnahme von Abführmitteln, um eine Gewichtszunahme zu verhindern und Schuldgefühle zu dämpfen. Gegessen wird meist heimlich, die kulinarischen Ausschweifungen sind sorgfältig geplant. Darauf folgen starke Schuldgefühle und Depressionen. Die Betroffenen können bei einem Völlerei-Anfall bis zu 5000 kcal/ 21000 kJ auf einmal verschlingen.

Was sind die Ursachen von Bulimie?

Diese Eßstörung wird wahrscheinlich durch das Zusammenwirken verschiedener schwieriger Umstände ausgelöst.

Es wurde vermutet, daß Bulimikerinnen depressiv veranlagt sind, was durch chaotische, konfliktreiche Familienverhältnisse verschlimmert werden kann, durch eine nicht klar definierte soziale Rolle und manchmal durch sexuellen Mißbrauch. Diese Faktoren führen zu einem geringen Selbstwertgefühl und der Unfähigkeit, mit Konflikten oder Emotionen umzugehen.

Wie bei der Anorexie spielt auch der Druck des in Medien und Kultur propagierten Schlankheitsideals mit; die Bulimikerin betrachtet Abnehmen als Lösung ihres Problems. Ihre Fähigkeit, die Natur zu »überlisten«, indem sie ihre Figur durch unmäßiges Essen und anschließendes Übergeben im Griff behält, vermittelt ihr eine gewisse Kontrolle in emotional schwierigen Situationen. Die Patientin wird von ihren wirklichen Problemen vorübergehend abgelenkt. So werden Gefühle unterdrückt und gleichzeitig Ängste aufgebaut, die dann wieder (wenigstens zum Teil) durch übermäßiges Essen und Erbrechen freigesetzt werden. Daraus folgt ein Teufelskreis, in dem Essen und Erbrechen zum Mittel werden, um die damit verbundenen Schuld- und Schamgefühle loszuwerden sowie eine Gewichtszunahme zu vermeiden.

Welche Folgen hat Bulimie für die Gesundheit?

Die meisten Folgen gehen auf das übermäßige Essen und Erbrechen zurück, nicht auf das Hungern wie bei der Anorexie. Unregelmäßige Menstruation ist sehr häufig anzutreffen, sogar bei Normalgewicht, eine Amenorrhöe dagegen nicht, im Unterschied zur Anorexie.

Bulimikerinnen, die Erbrechen herbeiführen, bekommen durch die Einwirkung der Magensäure öfter Zahnprobleme; das Zahnfleisch erkrankt, der Zahnschmelz wird angegriffen. Zu den durch Erbrechen oder Abführmittel bedingten Verdauungsproblemen gehören Bauchkrämpfe, Verstopfung, Durchfall und in extremen Fällen Geschwüre und ein Durchbruch der Speiseröhre oder des Magens.

Erbrechen und Abführen kann zur Dehydratation fuhren, was den Elektrolythaushalt stört; dies wiederum kann den Kreislauf und die Nierenfunktion beeinflussen. Weitere Folgen sind Hypotonie, Schwindel und schlechte Durchblutung. Zum Glück lassen sich viele der gesundheitlichen Folgen der Bulimie durch ein gesundes Ernährungsprogramm wieder heilen – bis auf den Zahnverfall.

Wie bei der Anorexie gehen viele der psychischen Merkmale der Bulimie vor-

Tabelle 28: Folgen und Symptome der Bulimie

Gesundheitliche Folgen	Psychische Symptome
◆ Unregelmäßige Menstruation ◆ Zahnschmelzschäden/ Erkrankung des Zahnfleischs ◆ Probleme im Magen-Darm-Trakt ◆ Probleme mit dem Stuhlgang ◆ Dehydratation (Wasserentzug) ◆ Störungen im Elektrolythaushalt ◆ Kreislaufstörungen ◆ Hypotonie (niedriger Blutdruck)	◆ Zwanghafte Beschäftigung mit Ernährung ◆ Wunsch nach einer überschlanken Erscheinung ◆ Geringes Selbstwertgefühl ◆ Impulsivität ◆ Depressionen, Ängste, Wutausbrüche ◆ Unzufriedenheit mit dem eigenen Körper ◆ Starkes Bedürfnis nach Anerkennung ◆ Abnormes Eßverhalten

Tabelle 29: Folgen eines gestörten Eßverhaltens

Gesundheitliche Folgen
◆ Wenig Energie ◆ Extreme Müdigkeit ◆ Verringerte Leistung ◆ Verringerte Sauerstoffaufnahme ◆ Erhöhte Infektanfälligkeit ◆ Schlechte oder langsame Heilung nach Verletzungen ◆ Gestörter Elektrolythaushalt ◆ Menstruationsstörungen ◆ Amenorrhöe (Ausbleiben der Menstruationsblutung) ◆ Veränderungen im Herz-Kreislauf-System ◆ Erhöhtes Risiko eines Verlusts von Knochensubstanz und frühzeitiger Osteoporose (Schwund des festen Knochengewebes) ◆ Depressionen

aus oder werden anschließend durch sie verschärft. Dazu gehören ein geringes Selbstwertgefühl, Ängste, Depressionen, Wutanfälle, ein starkes Bedürfnis nach Anerkennung und Stimmungsschwankungen.

Die meisten dieser Symptome verschlimmern sich mit der Schwere und Dauer der Eßstörung, und ein Teufelskreis entsteht, weil es den Betroffenen aufgrund der Bulimie-Symptome noch schlechter geht.

Was ist gestörtes Eßverhalten, und was sind die Symptome?

Zwar handelt es sich dabei nicht um eine klinische Störung, weil die offiziellen Kriterien für Anorexie oder Bulimie nicht erfüllt sind, doch treten dabei einige, wenn auch nicht alle Symptome dieser Krankheiten auf.

Die Betroffenen haben große Angst, zuzunehmen oder dick zu werden, auch wenn sie normalgewichtig oder, wie oft der Fall, untergewichtig sind. Sie beschäftigen sich zwanghaft mit Ernährung und Kalorien, sind auf ihr Gewicht fixiert und haben ein verzerrtes Körperbild. Durch strenge Diät, meist unter 1200 kcal/5040 kJ täglich, und übertriebenes Training versuchen sie abzunehmen. Ihr Eßmuster ist chaotisch, ihre Menstruation unregelmäßig oder bleibt ganz aus. Heißhungeranfälle mit anschließendem Erbrechen/Abführen sind häufig, obwohl die bei einem »Anfall« tatsächlich verzehrte Essensmenge nicht viel größer ist als eine normale Mahlzeit: Die Betroffene glaubt lediglich, im Übermaß zu schlingen.

Wie häufig ist ein gestörtes Eßverhalten bei sportlich aktiven Frauen?

Wir haben gesehen, wie auf allen Frauen der Druck des Schlankheitsideals lastet. Wie stark wirkt sich das in der Sport- und Fitneßszene aus, wo Leistung und Körperkult so im Vordergrund stehen?

Ein gestörtes Eßverhalten grassiert unter Sportlerinnen und sportlich Aktiven dermaßen, daß heute schon von *Anorexia athletica* oder Sportanorexie gesprochen wird. Das ist vielleicht weniger überraschend, wenn man die psychischen Merkmale von Frauen, die anfällig für Eßstörungen sind, und von Spitzensportlerinnen analysiert: Hier gibt es nicht wenige Gemeinsamkeiten! Konkurrenzgeist, ausgeprägte Perfektio-

nismus, Zwanghaftigkeit und ein hoher Grad von Leistungsbereitschaft sind typische Merkmale beider Persönlichkeitsstrukturen.

Sport und Training vermitteln der Sportlerin das Gefühl, etwas zu leisten und den eigenen Körper zu beherrschen. Eine selbstsichere, sachlich denkende Sportlerin bezieht dieses Gefühl aus dem Bewußtsein ihrer Spitzenkondition, die sie erreicht, weil sie ihren Speiseplan nach dem Energiebedarf ihres Trainingsprogramms ausrichtet. Eine Sportlerin dagegen, die zu Eßstörungen neigt oder bereits daran leidet, benutzt den Sport oder das Fitneßprogramm als weiteres Mittel, Gewicht oder Körperfett abzubauen.

Daß ein gestörtes Eßverhalten im Umfeld Sport und Fitneß so häufig anzutreffen ist, braucht uns daher nicht zu überraschen.

Tabelle 30: Persönlichkeitsstrukturen

Zu gestörtem Eßverhalten neigende Persönlichkeitsstruktur

- ◆ Zwanghaftigkeit
- ◆ Perfektionismus
- ◆ Starke Leistungsorientierung
- ◆ Konkurrenzbereitschaft

Persönlichkeitsstruktur von Spitzensportlerinnen

- ◆ Unzufriedenheit mit der eigenen Figur
- ◆ Negatives Selbstbild
- ◆ Unglücklich über ihr Äußeres
- ◆ Verzerrte Körperwahrnehmung
- ◆ Überdurchschnittlich selbstkritisch
- ◆ Eher gefühlsbetonte Reaktionen

Bei welchen Sportarten ist das Risiko besonders hoch?

Eßstörungen sind besonders häufig in Sportarten, bei denen ein überschlanker Körper gefragt ist, erbitterte Konkurrenz herrscht und vom Sportumfeld (Trainer, Gleichaltrige) wie von der Gesellschaft Druck ausgeübt wird, ein bestimmtes Körperideal zu erreichen. Ein überschlanker Körper kann in diesen Bereichen tatsächlich bessere Leistungen bringen, doch sind oft vor allem ästhetische Gesichtspunkte ausschlaggebend, wenn eine Sportlerin »auf Diät gesetzt« wird. Turnerinnen, Ballett-Tänzerinnen, Eiskunstläuferinnen und Langstreckenläuferinnen neigen stärker zu einem verzerrten Körperbild und Eßstörungen als Sportlerinnen, bei denen die äußere Erscheinung weniger wichtig ist, z. B. Hockey-, Basketball- und Fußballspielerinnen.

Forscher an der Universität von Nord-Texas haben eine Studie an Turnerinnen im College-Alter (ab 16 Jahre) durchgeführt und kamen zu alarmierenden Ergebnissen. Von den 215 Turnerinnen, die den detaillierten Fragebogen vollständig ausgefüllt hatten, erfüllten nur 22 Prozent die Kriterien für normales Eßverhalten. 61 Prozent zeigten Vorstufensymptome von Eßstörungen, 16 Prozent hatten eine ausgeprägte Bulimie. Wie häufig Eßstörungen bei Ballett-Tänzerinnen vorkommen, ist sattsam bekannt. Eine Stu-

die der Universität von Wolverhampton stellte fest, daß zwei Drittel der Tänzerinnen untergewichtig waren, mit einem Körperbau-Index unter 20 (der Normalbereich liegt bei 20–25).

Ähnlich, wenn auch nicht ganz so dramatisch, sind die Verhältnisse im Männersport. Am stärksten ist das Risiko bei Sportarten mit Leichtgewichtsklassen wie Ringen, bei Sportarten, wo das Gewicht die Leistung beeinflußt wie beim Langstreckenlauf oder im Pferderennsport bei Jockeys, sowie in Sportarten mit ästhetischer Komponente wie Bodybuilding.

Fühlen sich Frauen mit Eßstörungen zu bestimmten Sportarten hingezogen?

Das Trainingspensum bestimmter Sportarten zieht Frauen an, die sonst übermäßig trainieren würden, um abzunehmen oder ihr Gewicht unter Kontrolle zu halten. Der Zusammenhang zwischen niedrigem Gewicht und Leistung legitimiert bei diesen Frauen das Streben nach einem überschlanken Körper, so daß der Sport bei Eßstörungen zum idealen Deckmantel wird und als gesellschaftlich akzeptable Erklärung für Familie und Freunde dient.

Unter diesem Gesichtspunkt besonders geeignet ist der Langstreckenlauf. Eine vor kurzem an 4000 Amateurläuferinnen durchgeführte Studie hat bei 24 Prozent der Frauen eine Einstellung aufgedeckt, die auf ernsthafte Eßstörungen hindeutet.

Verursachen bestimmte Sportarten Eßstörungen?

Forscher haben die Möglichkeit untersucht, ob das anstrengende Trainingsprogramm und die Ernährungsbeschränkungen, die bei gewissen Sportarten herrschen, nicht eine Anorexie auslösen können. Die Unterdrückung des Appetits, damit der Nahrungszufuhr und des Körpergewichts, soll die Trainingsbereitschaft steigern. Doch geht diese Theorie davon aus, daß das Kernproblem der Anorexie im übertriebenen körperlichen Training liegt, dem eine Kalorienbeschränkung und ein Gewichtsverlust jedoch oft vorausgehen. Auch liefert diese Theorie keine Erklärung für das Phänomen der Bulimie.

Welche Wirkung haben Eßstörungen auf die Leistung einer Sportlerin?

Eine langfristige Einschränkung der Kalorienzufuhr kann ernsthafte Folgen für den Körper haben. Anstrengungen fallen schwerer, die Sportlerin ermüdet leichter und erreicht keine so guten Leistungen mehr. Sie erholt sich nach dem Training nicht mehr vollständig, so daß sich chronische Müdigkeit einstellt (Burnout-Syndrom). Das Sauerstoffaufnahmevermögen (VO_{2max}) verringert sich innerhalb von zwei Monaten strenger Diät um bis zu 28 Prozent, was

jeden »Leistungsvorteil« eines geringeren Gewichts zunichte macht. Eine unausgewogene Ernährung kann auch den Östrogenspiegel senken und die Gefahr osteoporosebedingter Brüche erhöhen. Das British Olympic Medical Centre berichtete vor kurzem über einen rein osteoporosebedingten Bruch bei einer 30jährigen Sportlerin. Sämtliche auf den Seiten 127–131 beschriebenen Folgen von Eßstörungen mindern in ihrer Kombination die sportliche Leistung und verringern die positiven Effekte jedes Trainingsprogramms.

Wie kann eine Sportlerin mit Eßstörungen überhaupt weitertrainieren?

Ein erstaunliches Paradox ist das Phänomen, daß viele Magersüchtige weitertrainieren und an Wettkämpfen teilnehmen, obwohl sie viel weniger Kalorien zu sich nehmen, als sie verbrauchen. Mehrere Studien vor allem über Läuferinnen haben hier große Differenzen zwischen Input und Output festgestellt. Viele Leistungssportlerinnen nehmen zum Beispiel nur 1400 kcal/5880 kJ–1600 kcal/6720 kJ zu sich, kaum genug, um den Grundumsatz zu decken, geschweige denn den Energiebedarf ihres harten Trainings. Bei einer Studie über Marathonläuferinnen, die im Durchschnitt beim Training 70 km in der Woche zurücklegten, überschritt die tatsächlich aufgewendete Energie die tägliche Kalorienzufuhr um über 645 kcal/2709 kJ;

trotzdem blieb das Gewicht konstant. Zweifellos sind hier mehrere psychische und körperliche Faktoren am Werk. Was die physiologischen Vorgänge betrifft, so wurde die These aufgestellt, daß sich der Körper an die Kombination von Trainingsexzessen und beschränkter Kalorienzufuhr anpaßt, die Energie wirkungsvoller nutzt und den Stoffwechsel herabfährt. Dadurch könne die Sportlerin bei einer geringeren Kalorienzufuhr anders als erwartet trainieren und die Energiebilanz wie auch ihr Körpergewicht aufrechterhalten. Studien über nichtaktive Frauen haben gezeigt, daß eine Beschränkung der Kalorienzufuhr den Grundumsatz um 10–30 Prozent senken kann. Doch wie der Körper auf eine Kombination von chronisch niedriger Kalorienzufuhr und Training reagiert, ist in der Forschung noch ein strittiger Punkt: Manche glauben, daß körperliches Training eine Verlangsamung des Stoffwechsels verhindert, andere sind der Meinung, daß übermäßiges Training in Verbindung mit Diät den Stoffwechsel doch bremsen kann.

Um ihre körperliche und psychische Müdigkeit zu überwinden, greifen viele Magersüchtige und Bulimikerinnen zu Stimulantien wie koffeinhaltigen Getränken (starkem Kaffee oder Cola »Light«) als Energiespender. Das kann zwar anfangs die Leistung steigern, doch die Wirkung hält nicht lange an, weil die erschöpften Glykogen- und Nährstoffspeicher unweigerlich ihren Tribut fordern.

Nun zur psychischen Seite: Die typischen Wesenszüge der für Eßstörungen prädestinierten Persönlichkeit (Kampfgeist, Perfektionismus, hoher Leistungswille usw.) geben in ihrer Kombination der Sportlerin genügend Impulse und Kraft, um weiterzutrainieren; dazu entwickelt sie ein großes Durchhaltevermögen, um ihre körperliche Schwäche zu überwinden.

Trotz dieser physiologischen und psychischen Anpassungsleistungen kann die sportliche Bestleistung nicht unbegrenzt aufrechterhalten werden. Wird der Erschöpfungszustand der Glykogen- und Nährstoffspeicher chronisch, dann leidet irgendwann die Gesundheit der Sportlerin. Das Sauerstoffaufnahmevermögen verringert sich, chronische Müdigkeit setzt ein, die Verletzungs- und Infektionsanfälligkeit wird größer.

Manche Forscher glauben allerdings, daß viele Sportlerinnen bei ihren Angaben zur Kalorienzufuhr einiges verschweigen und mehr essen, als sie zugeben. Eine Studie der Indiana University über neun durchtrainierte Geländeläuferinnen kam zum Beispiel zu dem Ergebnis, daß die Sportlerinnen täglich 2100 kcal/8820 kJ zu sich nahmen, während der berechnete Energieverbrauch bei 3000 kcal/12600 kJ lag. Nach der Auswertung des Fragebogens zur Einstellung gegenüber Ernährung kamen die Forscher zu dem Schluß, daß viele Sportlerinnen ein negatives Körperbild hatten und daher unrichtige Angaben machten, was sie während der Studie gegessen hatten.

Wie spreche ich eine Person an, bei der ich eine Eßstörung vermute?

Viel Behutsamkeit und Einfühlungsvermögen sind nötig, wenn Sie den Verdacht haben, jemand in Ihrem Umkreis litte an einer Eßstörung. Die Betroffenen streiten wahrscheinlich ab, daß sie ein Problem haben könnten (Magersüchtige wollen es oft selbst nicht glauben). Die Sache ist ihnen vielleicht peinlich, und sie fühlen sich in ihrem Selbstwertgefühl bedroht. Die meisten haben Angst, sie könnten gezwungen werden, zuzunehmen, ihr Training einzuschränken oder auf Wettkämpfe zu verzichten, wenn sie ihr Problem eingestehen. Eine direkte Auseinandersetzung über Eßverhalten oder körperliche Symptome ist daher unbedingt zu vermeiden. Am besten wäre natürlich, wenn eine Person, zu der die Betroffene eine enge, vertrauensvolle Beziehung hat, das Thema ansprechen könnte.

Die beste Strategie besteht meist darin, die Betroffene zu fragen, wie es ihr geht, und sie wissen zu lassen, daß einem wirklich an ihr liegt. Seien Sie taktvoll und wagen Sie sich nur in kleinen Schritten vor. Vielleicht sind mehrere Gespräche über einen längeren Zeitraum hinweg nötig. Konfrontieren Sie die Betroffene nicht plötzlich mit Aussagen, Sie hätten beobachtet, wie sie abgenommen, gehungert, übermäßig gegessen oder erbrochen hätte; vermeiden Sie Beschuldigungen und versuchen Sie nicht, sie »auf frischer Tat zu ertappen«, um Ihre Vermutung zu beweisen. Solche Bedrohungen treiben die Betroffene nur noch mehr in die Defensive, so daß sie schließlich weiter davon entfernt ist, sich helfen zu lassen, als je zuvor.

Was soll ich tun, wenn die Betroffene ihr Problem zugibt?

Eine Person so weit zu bringen, daß sie zugibt, Probleme mit dem Eßverhalten zu haben, ist allein schon ein großer Erfolg. Sagen Sie zu ihr, das beste wäre eine Erstberatung durch einen Spezialisten für Eßstörungen. Helfen Sie ihr, so bald wie möglich einen Termin zu organisieren, bevor sie es sich anders überlegt.

Professionelle Hilfe ist in verschiedener Form möglich. Manche Eßgestörte fühlen sich vielleicht weniger bedroht, wenn sie mit einem ausgebildeten Berater bei einer Selbsthilfegruppe oder privaten Klinik für Eßstörungen sprechen können. Am Ende des Buches (Seite 176 f.) finden Sie eine Liste solcher Organisationen. Ein Arzt würde bei seiner Behandlung meist ein multidisziplinäres Team von Psychologen und Diätberatern hinzuziehen.

Was soll ich tun, wenn die Betroffene sich weigert, ihr Problem zuzugeben?

Wenn eine Person, die an Eßstörungen leidet, das anfangs nicht zugibt, lassen Sie das Thema eine kurze Zeit ruhen (z. B. zwei bis drei Wochen), bevor Sie es erneut ansprechen. Drängen Sie anfangs nicht zu sehr. Vielleicht sind wiederholte Versuche notwendig, setzen Sie die Person aber nicht unter allzu starken Druck. Falls sie jedoch weiterhin alle Probleme abstreitet oder sich nicht helfen lassen will und ihre gesundheitliche Verfassung Anlaß zu echter Sorge gibt, ist vielleicht ein etwas direkterer Vorstoß nötig. Fragen Sie sie zum Beispiel, wieviel sie abgenommen hat, und informieren Sie sie taktvoll, welches Gewicht bei ihrer Sportart als gesund gilt. Befragen Sie sie nach ihrem Zyklus, ob sie sich müde, gereizt oder depressiv fühlt. Wenn sie nur eines dieser Symptome zugibt, fragen Sie vorsichtig nach ihren Eßgewohnheiten und lassen Sie erkennen, daß Sie wirklich beunruhigt sind. Erst als allerletztes Mittel, wenn wirklich Gefahr für ihre Gesundheit besteht, sollten Sie auf einen Arzt- oder Spezialistenbesuch bestehen.

Welche Art von Behandlung ist zu erwarten?

Es gibt mehrere Methoden, Eßstörungen zu behandeln, abhängig vom Typ und der Schwere der Erkrankung sowie von der Persönlichkeit der Betroffenen. Bulimie wird in der Regel ambulant behandelt, während Anorexie auch eine stationäre Aufnahme in eine Klinik erfordern kann.

Das Endziel der Behandlung besteht darin, Gewicht und Eßverhalten zu normalisieren und die psychischen Probleme zu bewältigen, die der Eßstörung zugrunde liegen. Bei Magersüchtigen sind Gewicht und Gesundheit wiederherzustellen und die Probleme zu lösen, die zur dieser Krankheit geführt haben.

Bei Bulimikerinnen ist der Teufelskreis aus übermäßigem Essen und Erbrechen/Abführen zu durchbrechen und ein normales Eßmuster zu entwickeln. Die Betroffenen erhalten wahrscheinlich eine psychotherapeutische Einzelbehandlung durch einen qualifizierten Therapeuten, der die Natur der Störung genau erforscht und eine individuelle Strategie zur Veränderung entwirft. Bei Magersüchtigen dauern solche psychischen Veränderungen oft Jahre und fordern ein großes Maß von Ehrlichkeit und Vertrauen. Es kann Monate dauern, bis eine magersüchtige Patientin die Behandlung überhaupt zu akzeptieren beginnt, zunimmt und mehr ißt.

Bei Bulimikerinnen umfaßt die Therapie etwa 20 Sitzungen über einen Zeitraum von vier bis fünf Monaten. Die erste Phase dauert etwa einen Monat; hier erlangt die Patientin wieder die Kontrolle über ihr Eßverhalten. In der zweiten Phase, die etwa zwei Monate dauert, ändert sie ihre Einstellung zu

Ernährung, Eßverhalten und dem eigenen Körper und verbessert ihr Selbstwertgefühl. Danach wird ein Erhaltungsplan erarbeitet. Vielleicht schließt sich die Patientin einer Selbsthilfegruppe an, bei der sie Hilfe von einem Therapeuten bekommt, über ihr Problem aber auch mit Menschen sprechen kann, die in der gleichen Lage sind wie sie selbst und ihr Rückhalt geben können. Manchmal wird Familientherapie eingesetzt, vor allem bei Magersüchtigen, deren Störung sich schon entwickelt hat, bevor sie 19 Jahre alt waren. Alle Familienmitglieder werden in die Behandlung einbezogen. Die Therapie hat zum Ziel, die Beziehungen, Dynamik und Themen innerhalb der Familie zu analysieren, die möglicherweise zu der Eßstörung beigetragen haben, und eine die ganze Familie umfassende Strategie zu entwickeln, um die Probleme zu überwinden. Dazu kann bei einer stationär behandelten Patientin eine Verhaltenstherapie kommen: Sie wird für jede Gewichtszunahme mit etwas Angenehmem belohnt – einer Unternehmung, die ihr Spaß macht, oder einem kleinen Geschenk. Die Patientin wird eventuell zu einem bestimmten Zeitpunkt ihrer Behandlung zu einem Ernährungsberater geschickt. Magersüchtige glauben oft, über Ernährung und Eßverhalten bestens Bescheid zu wissen, haben aber meist viele falsche Vorstellungen. Fachleute vermitteln korrekte Informationen und arbeiten ein individuell zugeschnittenes Ernährungsprogramm aus. Sie bestätigen die positive Auswirkung der Gewichtszunahme und ermutigen die Patientin, in den unterschiedlichsten Situationen zu essen; möglicherweise werden auch andere Familienmitglieder über Ernährung und Eßgewohnheiten beraten.

Neigen Sie zu gestörtem Eßverhalten?

Dieser Fragebogen versteht sich lediglich als Denkanstoß und nicht als sichere Methode, um eine Eßstörung zu diagnostizieren. Auch ist er kein Ersatz für eine umfassende Diagnose durch einen Spezialisten für Eßstörungen.

♦ Trainieren Sie *mit dem vorsätzlichen Ziel*, Gewicht oder Fett abzubauen?

♦ Mögen Sie Ihre Figur nicht, oder machen Sie sich oft Gedanken darüber?

♦ Fühlen Sie sich oft an einem Tag »fett«, am nächsten »dünn«?

♦ Sind Ihre Freunde/Angehörigen der Meinung, Sie seien schlank, obwohl Sie sich dick fühlen?

♦ Bekommen Sie Schuldgefühle, wenn Sie eine Mahlzeit mit viel Kalorien oder viel Fett gegessen haben?

♦ Studieren Sie ständig die Zutatenlisten auf Lebensmitteln, um den Nährwert zu prüfen?

♦ Meiden Sie bestimmte Speisen, obwohl Sie sie gern essen würden?

♦ Geraten Sie innerlich unter Druck oder bekommen Sie Schuldgefühle, wenn Ihr normaler Speiseplan oder Ihr Trainingsprogramm gestört werden?

◆ Lehnen Sie öfter Einladungen zum Essen oder sonstigen Anlässen ab, bei denen etwas zu essen angeboten wird, damit Sie nicht womöglich etwas essen müssen, was dick macht?

Gewohnheiten durchbrechen lernen

Diese Hinweise sind nicht als Therapie für Eßstörungen gedacht. Suchen Sie zur Behandlung immer einen entsprechenden Spezialisten auf.

◆ Lernen Sie, Ihre Figur zu akzeptieren und zu mögen – betonen Sie Ihre Vorzüge!

◆ Machen Sie sich bewußt, daß tiefwurzelnde Probleme oder emotionale Krisen nicht durch »Abspecken« gelöst werden können.

◆ Stellen Sie für sich keine starren Ernährungsregeln auf, damit Sie nicht jedesmal Schuldgefühle bekommen, wenn Sie sie nicht einhalten.

◆ Verbannen Sie nichts von Ihrem Speiseplan – wenn Sie etwas essen möchten, dann essen Sie es *ohne* Schuldgefühle.

◆ Entwickeln Sie lieber vernünftige, gesunde Eßgewohnheiten, anstatt zu versuchen, strenge Diätpläne durchzuhalten.

◆ Hören Sie auf Ihre natürlichen Appetitsignale – lernen Sie zu essen, wenn Sie Hunger haben.

◆ Wenn Sie zu viel essen, versuchen Sie nicht, solche »Fehltritte« durch späteres Hungern zu »büßen«.

◆ Genießen Sie Ihr Bewegungsprogramm oder Ihren Sport um seiner selbst willen – er soll Ihnen Spaß machen und keine Folter zum Abbau von Körperfett sein.

Zusammenfassung

◆ Frauen haben im allgemeinen ein negativeres Körperbild als Männer. Sie halten sich häufig für dicker, als sie sind, und beschäftigen sich viel zu sehr mit ihrem Gewicht. Sie neigen dazu, sich unrealistische Ziele zu stecken, wieviel sie abnehmen sollten, und greifen auch eher als Männer zu destruktiven Mitteln, um ihr Idealgewicht zu erreichen.

◆ In der Fitneß- und Sportszene stehen die Frauen unter großem Druck, wenig zu wiegen und einen geringen Körperfettanteil vorweisen zu können. Das negative Körperbild ist noch ausgeprägter in Sportarten, bei denen eine überschlanke Figur gefragt ist, oder bei denen Gewichtsklassen vorgeschrieben sind.

◆ Die Unzufriedenheit mit dem eigenen Körper und die zwanghafte Beschäftigung mit der Figur beginnen oft schon in der Kindheit und werden durch eine Reihe von Faktoren verschärft: Mütter, deren Körperbild selbst negativ ist, Druck der Gleichaltrigen, eine zum Perfektionismus neigende Persönlichkeitsstruktur, Bombardierung mit einem überschlanken Schönheitsideal in den Medien, Druck von den Trainern.

◆ Der Wunsch, schlank oder dünn zu sein, ist oft größer als der Wunsch, zu gewinnen oder optimal zu trainieren. Viele Frauen trainieren bis zum Umfallen, getrieben von der

Zwangsvorstellung, sie müßten abnehmen.

◆ Die Sportler-Persönlichkeit hat oft starke Ähnlichkeit mit der für Eßstörungen anfälligen Persönlichkeit: Sie ist zwanghaft, besessen, perfektionistisch und zeigt einen hohen Leistungswillen.

◆ Frauen im Umfeld Sport und Fitneß neigen eher zu gestörtem Eßverhalten als nichtaktive Frauen. Es wurde geschätzt, daß bis zu 60 Prozent der sportlich aktiven Frauen Symptome gestörten Eßverhaltens zeigen.

◆ Die typischen Merkmale einer Anorexie (pathologischer Appetitverlust, Magersucht) sind extreme Magerkeit, freiwillige Unterernährung und Gewichtsverlust, starke Angst vor dem Zunehmen, das Gefühl, auch noch bei extremer Magerkeit dick zu sein, und Amenorrhöe (Ausbleiben der Monatsblutung).

◆ Die typischen Merkmale einer Bulimie (pathologisch gesteigertes Hungergefühl, zwanghafte Völlerei) sind übermäßige Beschäftigung mit Figur und Gewicht, häufiges übermäßiges Essen mit anschließenden Schuldgefühlen, Erbrechen/Abführen, Hungerphasen oder übertriebenes Training.

◆ Die typischen Merkmale eines gestörten Eßverhaltens sind große Angst vor dem Zunehmen oder Dickwerden (obwohl das Gewicht normal oder sogar unterdurchschnittlich ist), ein verzerrtes Körperbild, übertriebenes Trainieren mit dem Ziel der Gewichtskontrolle, chaotische Eßmuster und zwanghafte Beschäftigung mit Ernährung und Gewicht.

◆ Frauen mit Eßstörungen und gestörtem Eßverhalten sind in Sportarten oder Bewegungsformen, die einen sehr schlanken Körper erfordern, verstärkt anzutreffen.

◆ Daß das Training selbst die Eßstörungen auslöst, ist unwahrscheinlich. Einige Frauen mit einem Hang zu gestörtem Eßverhalten fühlen sich zu bestimmten Sportarten besonders hingezogen, und in diesem Umfeld kann dann die latente Störung ausbrechen.

Tips für die Praxis

◆ Frauen sollten immer wieder darin bestärkt werden, die Tatsache zu akzeptieren, daß sie ihre von der Natur programmierte Grundgestalt nicht durch Diät oder körperliche Bewegung verändern können.

◆ Die Medien, Modeindustrie, Trainer und Punkterichter sollten weniger Druck auf die Frauen ausüben, gertenschlank zu sein.

◆ Den körperlichen und psychischen Gefahren von Ernährungsbeschränkungen, Diäten und übertriebenem Training wird zu wenig Beachtung geschenkt. Die Medien und Vereine sollten stärker darauf hinweisen, die Ausbildung der Sportlehrer und Trainer um entsprechende Inhalte erweitert werden.

◆ Frauen sollten keine Schuldgefühle bekommen, wenn sie bestimmte Dinge essen, und auch nichts von ihrem Speiseplan verbannen. Der Genuß beim Essen sollte stärker betont werden, damit die Frauen eine gesunde Einstellung zur Ernährung entwickeln können.

◆ Jemand auf Eßstörungen hin anzusprechen erfordert große Behutsamkeit und Einfühlungsvermögen; jede direkte Konfrontation mit Symptomen oder Eßverhalten ist zu vermeiden.

◆ Gibt eine Betroffene ihr Problem zu, sollte sie sich von einem Spezialisten für Eßstörungen helfen lassen. Das ist über den Arzt möglich, aber auch über ausgebildete Berater und Selbsthilfeorganisationen. Entsprechende Adressen sind am Ende des Buches auf Seite 176 f. angegeben.

9
Praktische Tips zur Wettkampfvorbereitung

PEGGY WELLINGTON

Die Chinesen trinken angeblich Raupentee und Schildkrötenblut, die Kenianer ziehen das Blut von Kühen vor. Unzählige Sportler haben ihre eigenen Spezialrezepturen ausgetüftelt, die ihnen jenen illusorischen Vorsprung vor ihren Gegnern verschaffen sollen. Es gibt endlose Geschichten über Ernährungspraktiken vor einem Wettkampf, die vom Extremen übers Absonderliche bis zum schlichtweg Lächerlichen reichen. Sprinterinnen, die sich mit Kohlenhydraten vollschaufeln, um zusätzlich Energie zu »tanken«, Judokas, die sich mit Nulldiät die letzten Pfunde abhungern, und Schwimmerinnen, die in die Currywurst beißen (weil sie das letzte Mal nach Currywurst so schnell waren) – solche Beispiele sind keine Seltenheit. Es wimmelt nur so von Mythen und falschen Vorstellungen, und wenn das Gespräch auf Wettkampfdiät kommt,

hat jeder eine Horrorstory beizusteuern. Tatsache ist, daß viele Sportler im Unklaren gelassen werden, wie sie sich in ihrer Disziplin optimal auf einen Wettkampf vorbereiten können. Dieses Kapitel wird die gesamte Wettkampfphase durchleuchten und dabei die neuesten wissenschaftlichen Erkenntnisse in Tips für die Praxis umsetzen. Zwar konzentrieren wir uns auf die körperlichen Aspekte der Wettkampfvorbereitung, doch hat ein verändertes Eßverhalten auch gewichtige psychische Folgen, die stets immer im Auge zu behalten sind.

Die Vorbereitung einer Sportlerin bleibt unvollständig, wenn sie nicht überlegt, wie ihr Ernährungsplan den psychischen und körperlichen Anforderungen gerecht werden kann, die der bevorstehende Wettkampf an sie stellt. Die grundlegenden Ernährungsprinzipen gelten für Sportler wie für Sportlerinnen auch bei der Wettkampfvorbereitung; entscheidend ist, den Blick auf die taktisch kluge Bewältigung des gesamten Wettkampfs zu richten und sich immer bewußt zu bleiben, wie wichtig die Ernährung in der gesamten Wettkampfphase ist.

Was soll ich in der Woche/den Wochen vor einem Wettkampf essen?

Ihre Vorbereitung wird von der Art des Wettkampfs, seiner Bedeutung und der Häufigkeit diktiert, mit der Ihre Wettkämpfe stattfinden. Wenn Sie einen einmaligen Sprint hinlegen, der nur ein paar Sekunden dauert, läßt sich mit Ernährungstricks wenig ausrichten. Doch bei den meisten Wettkämpfen gibt es Höhepunkte, ein Finale oder mehrere Runden am selben Tag. Bei solchen Wettkämpfen kann Glykogenmangel und/oder Dehydratation zur Erschöpfung führen. Wenn Sie an Wettkämpfen teilnehmen, bei denen eine längere kontinuierliche Anstrengung verlangt wird (z. B. beim Laufen, Triathlon oder Radrennen) oder mehrere Runden intensiver Aktivität (z. B. beim Schwimmen, Hockey, Fußball, Squash oder Tennis), dann kann die richtige Ernährungsstrategie bei Ihrer Vorbereitung ausschlaggebend sein. Sportlerinnen sollten folgende Ernährungsziele anstreben:

◆ volle Glykogenspeicher in Leber und Muskeln

◆ optimaler Wasserhaushalt

◆ Vermeidung aller neuen oder noch nicht vertrauten Praktiken, die die Leistung negativ beeinflussen könnten

◆ Erreichen der geforderten Gewichtsklasse bei Sportarten wie Judo und Rudern, ohne die Leistungsfähigkeit zu gefährden

◆ Planung einer Ernährungsstrategie für die gesamte Wettkampfphase und die Zusammenstellung eines »Notpakets« mit Nahrungsmitteln.

Wie lassen sich die Glykogenspeicher in Leber und Muskeln optimal füllen?

Eine angemessene Ruhephase in Verbindung mit einer kohlenhydratreichen Ernährung garantiert, daß sich die Glykogenspeicher maximal füllen können. Im allgemeinen genügen dazu 24–48 Stunden Ruhe; Muskelschäden können diesen Prozeß jedoch verzögern. Training, bei dem die Muskelfasern geschädigt werden könnten, sollte entweder auf einen früheren Tag in der Woche vorverlegt werden, damit genug Zeit zur Erholung bleibt, oder ganz entfallen. Dazu gehört Arbeit mit asymmetrisch verteilten Gewichten, plyometrisches Krafttraining, (siehe S. 48) schnelles Laufen und Training mit Körperkontakt. Finden die Wettkämpfe mehrmals in der Woche statt, wie z. B. die Ligaspiele für Hockey, Basketball und Fußball, ist es vielleicht nicht möglich, jedesmal vorher 48 Stunden auszuruhen. Denn dann bliebe fürs eigentliche Trainieren sehr wenig Zeit! Versuchen Sie in solchen Fällen, sich nur für die wichtigsten Wettkämpfe auszuruhen. Am Tag vor dem Match sollten Sie außerdem weniger intensiv trainieren oder sich mehr auf Technikdrill konzentrieren und auf ein volles Training verzichten. Dabei werden die Glykogenspeicher weniger stark angezapft.

Wieviel Kohlenhydrate soll ich in der Ruhephase essen?

In der 48stündigen Ruhephase sollten Sie bis zu 9–10 g Kohlenhydrate pro kg Körpergewicht zu sich nehmen. Da auch die normale Sportdiät schon kohlenhydratreich sein sollte, wird für viele Sportlerinnen der einzige Unterschied im Ausruhen und dem Verzicht aufs Training bestehen. Wenn Sie sonst deutlich weniger Kohlenhydrate zu sich nehmen, sollten Sie die Menge in den

Tagen vor dem Wettkampf allmählich steigern.

Manchen Frauen empfinden 9–10 g Kohlenhydrate pro kg Körpergewicht als eine enorme Menge. Doch soviel ist wirklich nötig, um die Glykogenspeicher effektiv und vollständig wieder aufzufüllen.

Orientieren Sie sich an Tabelle 31, wieviel Kohlenhydrate Sie in den Tagen vor einem Wettkampf essen sollten, und lesen Sie in Kapitel 1 nach, welche Lebensmittel Sie bevorzugen sollten. Die nachstehende Tabelle gibt nur Anhaltswerte, da individuelle Umstände erfordern könnten, daß Sie mehr oder weniger Kohlenhydrate essen als hier empfohlen. Auch wenn es nicht sehr wissenschaftlich klingt, ist ein Herumprobieren beim Training, simulierten Wettkämpfen und unwichtigeren Kämpfen oft die wirksamste Methode, um herauszufinden, was für Sie optimal ist. Wenn Ihr Wettkampf weniger als 90 Minuten dauert, dann genügt Ihre normale Sportdiät – bei der Kohlenhydrate 60 Prozent der Energie decken bzw.

Tabelle 31: Für Sportlerinnen unterschiedlichen Gewichts empfohlene Tagesmenge von Kohlenhydraten bei der Wettkampfvorbereitung

Gewicht	Empfohlene Kohlenhydratmenge
40 kg	360–400 g
50 kg	450–500 g
60 kg	540–600 g
70 kg	630–700 g
80 kg	720–800 g

9–10 g pro Kilogramm Körpergewicht ausmachen sollten – in Verbindung mit einer angemessenen Ruhephase, um Sie mit ausreichend »Sprit« zu versorgen, daß Sie den ganzen Wettkampf bestens durchstehen. Werden von Ihnen allerdings mehr als 90 Minuten Anstrengung gefordert, sollten Sie versuchen, Ihre Kohlenhydratzufuhr auf 70 Prozent der gesamten Energiezufuhr oder über 10 g pro Kilogramm Körpergewicht zu steigern.

Speisepläne

Die folgenden Tagespläne sind darauf zugeschnitten, Sie jeweils mit etwa 400 g, 600 g oder 800 g Kohlenhydraten zu versorgen. Sie eignen sich ideal für die zwei bis drei Tage vor einem größeren Wettkampf. Der Bedarf an Kohlenhydraten wird bei dieser Diät voll gedeckt, doch ist sie so fettarm, daß sie für den Alltag vielleicht weniger tauglich ist.

In manchen Fällen stellen Sie vielleicht fest, daß Sie noch mehr Kohlenhydrate brauchen, und daß Ihre normale Sportdiät den oben gegebenen Empfehlungen nicht entspricht. Falls Sie zusätzlich zu Ihrer Normaldiät noch mehr Kohlenhydrate benötigen, folgen Sie den Hinweisen auf Seite 148.

Achten Sie darauf, keinesfalls mehr Fett zu essen. Hier passieren leicht Ausrutscher, denn beim Versuch, den Kohlenhydratanteil Ihrer Diät zu erhöhen, schleicht sich oft auch mehr Fett ein! Der Fettverzehr sollte während einer Ruhephase sogar noch weiter verringert werden, damit Ihre Kalorienzufuhr insgesamt gleich bleibt. Sonst könnten Sie zunehmen.

Das gilt vor allem für Ruhephasen, die länger als ein paar Tage dauern. Planen Sie den verringerten Trainingsumfang bei Ihrer Kalorienzufuhr mit ein. Reduzieren Sie Kalorien immer durch einen geringeren Fettkonsum; kürzen Sie nie den Kohlenhydratgehalt Ihrer Diät. Sie wissen doch – ein Zuviel an verzehrtem Fett wird sehr effektiv als Körperfett abgespeichert.

Nicht nötig ist, sich mit Kohlenhydraten so vollzustopfen, daß Sie sich nicht mehr wohl fühlen! Eine gut geplante Ernährung deckt die in Tabelle 31 empfohlene Kohlenhydratzufuhr durch kleine bis mittelgroße Portionen Kohlenhydrate sowie fettarme Mahlzeiten und Snacks.

Nicht vergessen:

* Zum Erhalt eines optimalen Wasserhaushalts ständig viel trinken!
* Eine vertraute Diät befolgen und nichts Neues essen, was nicht schon vorher ausprobiert wurde – das könnte Ihre Leistung negativ beeinflussen.
* Vorausdenken und eventuelle Versorgungsengpässe erkennen. Sie sollten immer darauf vorbereitet sein, Lebensmittel mitzunehmen, vor allem, wenn zu Hause niemand für Sie kocht oder wenn Sie viel reisen müssen.

Tagesmenüpläne

400 g Kohlenhydrate	600 g Kohlenhydrate	800 g Kohlenhydrate
Frühstück Großes Schälchen Cornflakes mit Zucker und fettarmer Milch Klein geschnittene Banane und Rosinen $1/4$ l Fruchtsaft	**Frühstück** 2 Bananen auf 4 Scheiben Toast $1/2$ l Fruchtsaft	**Frühstück** Großes Schälchen gesüßte Getreideflocken mit Magermilch Rosinenbrötchen (mit einem Hauch Butter) Handvoll Weintrauben $1/2$ l Fruchtsaft
Snack 1 Apfel	**Snack** 5 Löffelbiskuits	**Snack** $1/2$ l Milchshake (fettarm) 2 Pfannkuchen mit Sirup
Mittagessen Sandwich aus 2 Scheiben Brot, Schinken und Salat (ohne Butter) Fettarmer Joghurt 1 Orange $1/2$ l Limonade	**Mittagessen** Mittelgroße Pizza (Schinken und Ananas) mit Salat Fettarmer Joghurt 1 Birne $1/4$ l Fruchtsaft	**Mittagessen** 1 Dose weiße Bohnen in Tomatensauce mit 4 Scheiben Toast Portion Rote Grütze 1 Glas Limonade
Snack Rosinenbrötchen mit Konfitüre (ohne Butter)	**Snack** 2 Scheiben Toast mit Konfitüre und Butter	**Snack** Schälchen gesüßte Getreideflocken mit Magermilch 1 Banane
Abendessen Große Ofenkartoffel (ohne Butter), gefüllt mit Thunfisch und kör- nigem Frischkäse Großer Salat Dose Obstsalat	**Abendessen** Große Portion Reis (ungekocht 100 g) Kleine Portion Chili con Carne (150 g) Mais und Erbsen Joghurt, Banane und Getreideflocken $1/4$ l Obstsaft	**Abendessen** Große Portion Nudeln (ungekocht 100 g) Sauce Bolognese (150 g) Brokkoli und Möhren Obstmichel mit fett- armer Vanillesauce $1/4$ l Fruchtsaft

Tagesmenüpläne

400 g Kohlenhydrate	600 g Kohlenhydrate	800 g Kohlenhydrate
	Später Snack 1 Portion Milchreis, mit fettarmer Milch zubereitet	**Später Snack** 2 Scheiben Toast mit einem Hauch Butter und Honig
Zusätzlich 1 Liter isotonisches Sportgetränk, über den Tag verteilt	**Zusätzlich** 1 Liter Limonade, über den Tag verteilt	**Zusätzlich** 1 Liter Limonade, über den Tag verteilt
2000 kcal/8400 kJ 74% der Kalorien = Kohlenhydrate 13% = Fett 13% = Protein	3400 kcal/14280 kJ 66% der Kalorien = Kohlenhydrate 23% = Fett 11% = Protein	4000 kcal/16680 kJ 75% der Kalorien = Kohlenhydrate 14% = Fett 11% = Protein

Was tun bei Sportarten mit vorgeschriebenen Gewichtsklassen?

Sportarten, bei denen ein bestimmtes Gewicht erreicht werden muß, stellen Sie vor zusätzliche Probleme. Zu den üblichen Methoden zum raschen Gewichtsverlust gehören extrem wenig essen und trinken, der Gang in die Sauna, das Tragen zusätzlicher Bekleidung, in der man schwitzt, sowie der Gebrauch von Abführmitteln und entwässernden Medikamenten. Solche Methoden mindern natürlich die sportliche Leistung, weil sie an den Glykogen- wie an den Wasserreserven der Betreffenden zehren.

Ein unbedenklicher, effektiver Gewichtsverlust, der die Leistung nicht negativ beeinflußt, läßt sich nur durch eine allmähliche Einschränkung des Fettverzehrs erreichen. Das führt zu einer Verringerung des Körperfettanteils. Bei dieser Strategie ist wochenlanges Vorausplanen nötig und nicht, wie oft der Fall, Maßnahmen in letzter Minute vor dem Wettkampf.

Damit Sie Ihr Training bewältigen können, darf die Kohlenhydrat- und Flüssigkeitszufuhr nie eingeschränkt werden. Eine Senkung der Kohlenhydratzufuhr wird es Ihnen unmöglich machen, angemessen zu trainieren und beim Wettkampf Bestleistungen zu bringen, weil Ihre Glykogenspeicher angegriffen sind. Auch eine Dehydratation kann die Trainingskapazität verringern und die Leistung negativ beeinflussen.

Praktische Hinweise zur Erhöhung des Kohlenhydratgehalts Ihrer Ernährung in Vorbereitung eines Wettkampfs

- Verringern Sie den Fett- und Proteinanteil der Mahlzeit und fügen Sie zusätzlich Kohlenhydrate hinzu. Beispielsweise nehmen Sie eine Kartoffel mehr, dafür weniger Fleisch, einen Extralöffel Reis oder Nudeln, dafür einen Löffel weniger sahnige/fette Sauce; oder verzichten Sie beim Toast auf die Butter und nehmen dafür noch einen Löffel weiße Bohnen in Tomatensauce.
- Nehmen Sie eine Pizza mit dickem Boden, keine dünne und knusprige, aber sparen Sie am fetten Belag – also mehr Tomaten, Gemüse, Schinken, Thunfisch, Ananas, aber weniger Käse.
- Trinken Sie zu den Mahlzeiten Fruchtsäfte, Limonaden oder Sportgetränke. Sie liefern Ihnen zusätzliche Kohlenhydrate ohne Fett.
- Reichern Sie Ihre Frühstücksflocken mit Trockenfrüchten, Banane oder Zucker an.
- Süßen Sie heiße Getränke mit Zucker.
- Greifen Sie zu kohlenhydratreichen, aber fettarmen Snacks, z. B. Trockenfrüchten, gesüßtem Popcorn (ohne Fett), Geleefrüchten, Bonbons, gerösteten Frühstücksflocken, Zwieback, Bananen.

Eine Schwierigkeit bei der Steigerung Ihrer Kohlenhydratzufuhr in der Woche vor dem Wettkampf besteht darin, daß die zusätzliche Menge von Kohlenhydraten, die als Glykogen in Verbindung mit Wasser gespeichert werden, Ihr Gewicht in die Höhe treibt. Das zusätzliche Glykogen ist für die meisten Sportlerinnen ein Vorteil, kann aber in solchen Sportarten zum Nachteil werden, bei denen bestimmte Gewichtsklassen erreicht müssen – und oft nur ganz knapp erreicht werden.

Das unterstreicht nur noch die Wichtigkeit einer sorgfältigen Vorausplanung; kümmern Sie sich rechtzeitig um Ihr Gewicht, dann können Sie auch eine kohlenhydratreiche Ernährung und viel Flüssigkeit verkraften. Der Vorteil einer solchen Wettkampfvorbereitung liegt auf der Hand, und alle Sportlerinnen, die dieser Strategie folgen, sind gegenüber ihren Mitstreiterinnen stark im Vorteil.

Was ist Glykogen-Superkompensation?

Die Muskel-Glykogenspeicher lassen sich durch bestimmte Tricks auch über ihren normalen Sättigungsgrad hinaus füllen. Man spricht dabei manchmal auch von Superkompensation.

Die herkömmliche, »klassische« Methode (*Saltin-Diät*) beginnt mit der sogenannten Entleerungsphase, einem erschöpfenden Training, an das sich eine Diät mit wenig Kohlenhydraten, viel Protein und viel Fett anschließt. Diese Entleerungsphase wird drei bis vier Tage weitergeführt, um die Ausschüttung der Enzyme anzuregen, die für die Speicherung des Glykogens in den Muskeln verantwortlich sind. Wird der Muskel dann mit reichlich Kohlenhydraten »vollgepackt«, geht die Sportlerin dann also zu einer extrem kohlenhydratreichen Diät über, wird über die Normalmenge hinaus zusätzliches Glykogen gespeichert.

In der Praxis ist diese Methode recht unangenehm. In der Entleerungsphase treten häufig Probleme auf; die Sportlerinnen fühlen sich müde und bekommen von der protein- und fettreichen Diät Verdauungsstörungen. Auch Stimmungsschwankungen und Gereiztheit sind oft zu beobachten. Trotzdem haben viele Sportlerinnen, von Sprinterinnen bis zu Langstreckenläuferinnen, diese Superkompensations-Methode bereits ausprobiert.

Ist es möglich, eine Glykogen-Super-kompensation auch ohne Entleerungsphase zu erreichen?

Die schlichte Antwort lautet ja. Angesichts der Probleme bei der klassischen Methode haben amerikanische Forscher ein verändertes Programm zur Glykogen-Superkompensation entwickkelt, das genauso effektiv ist und die

Muskel-Glykogenspeicher bis zu 20–30 Prozent über den Normalwert hinaus füllen kann. Dieses Programm funktioniert ähnlich wie die normale Wettkampfvorbereitung, nur ist die Ruhephase noch länger und die Kohlenhydratzufuhr noch etwas höher.

Vom siebten bis vierten Tag vor dem Wettkampf bekommt die Sportlerin normale Mischkost. Sie enthält in der Regel weniger Kohlenhydrate, als Sie gewohnt sind (etwa 50 Prozent der Energie). Das Training sollte auf mittlere Intensität beschränkt bleiben (1–2 Stunden täglich). Drei Tage vor dem Wettkampf soll das Training auf nicht mehr als 60 Minuten schwacher Intensität verringert werden, begleitend dazu wird die Kohlenhydratzufuhr auf *mindestens* 9–10 g täglich (oder auf bis zu 70 Prozent der gesamten Kalorienzufuhr) gesteigert.

Da dieses Programm von fast jeder Sportlerin verlangt, mehr Kohlenhydrate als sonst zu essen, sollten Sie sich an den Hinweisen auf Seite 148 orientieren, damit Sie ein Gefühl dafür entwickeln, worauf es ankommt. Doch Vorsicht: Tun Sie des Guten nicht zuviel, damit so nebenbei nicht auch eine Übersättigung mit Fett eintritt! Konzentrieren Sie sich auf kohlenhydratreiche, aber fettarme Mahlzeiten und Snacks. Gleichzeitig sollten Sie immer viel trinken.

Eine Glykogen-Superkompensation ist vor allem bei Wettkämpfen von Bedeutung, bei denen dieselben Muskelgruppen über 90 Minuten lang in kontinuierlicher, intensiver Anstrengung beansprucht werden. Durch Belastungen solcher Art kommen bei Frauen die normalen Muskel-Glykogenspeicher an ihre Grenzen. Doch gibt es inzwischen einige Hinweise darauf, daß eine Glykogen-Superkompensation die Ergebnisse auch verbessern kann, wenn nur wenige Minuten lang maximale Leistung gefordert ist.

Falls Sie jemals gegen Wettkampfende einen Tempoeinbruch oder Leistungsknick erlebt haben, gleichzeitig das Gefühl hatten, das Muskelglykogen sei erschöpft, dann könnten Sie von dem beschriebenen Verfahren möglicherweise profitieren. Aber experimentieren Sie damit erst einmal bei unbedeutenderen Wettkämpfen oder unter simulierten Bedingungen, um herauszufinden, ob die Sache bei Ihnen funktioniert. Auf jeden Fall abzuraten ist von einem Erstversuch bei der Vorbereitung für einen wichtigen Wettkampf.

Was soll ich als letzte Mahlzeit vor dem Wettkampf essen?

Lange herrschte die Meinung, eine Mahlzeit mit viel Protein würde einen Sportler für die Ereignisse des Tages rüsten. Immer noch hört man von Fußballern, die vor dem Spiel ihr Steak mit Spiegelei und Pommes vertilgen. Doch ein Menü dieser Art bietet wenig an Kohlenhydraten und kommt für die ernährungsbewußte Sportlerin nicht in Frage.

Ziel der letzten Mahlzeit vor dem Wettkampf ist es, die Glykogenspeicher noch einmal aufzufüllen (beim Muskel-Glykogen sollte der Sättigungsgrad schon erreicht sein, aber vielleicht können die Glykogenspeicher der Leber noch etwas Nachschub vertragen), dem Körper reichlich Flüssigkeit zu bieten, für eine lang anhaltende Sättigung zu sorgen und der Sportlerin auch psychisch Auftrieb zu geben.

Was Sie in diese Phase essen, sollte reich an Kohlenhydraten und arm an Fett sein, da Fettreiches langsamer verdaut wird. Der Gehalt an Ballaststoffen sollte niedrig sein. Das ist vor allem für Sportlerinnen wichtig, die vor Wettkämpfen zu Lampenfieber und Durchfall neigen. Essen Sie nur Dinge, die Sie gut vertragen, am besten mit einem hohen bis mittleren Verwertbarkeits-Index (siehe S. 14), damit sie rasch verdaut und resorbiert werden können.

Forschungen haben festgestellt, daß eine kohlenhydratreiche Mahlzeit drei bis vier Stunden vor einer längeren Anstrengung die Leistung meßbar steigern kann. In einer Studie verbesserte sich die Kraftleistung von Radrennfahrern um 22 Prozent, wenn sie vier Stunden vor dem Training 200 g Kohlenhydrate aus Brot, Getreideflocken und Obst verzehrten, fünf Minuten vor dem Training dann noch einen Schokoriegel mit 43 g Sukrose. Eine relativ umfangreiche Mahlzeit vor einer Anstrengung erhöht die Leistung anscheinend, weil sie dafür sorgt, daß die Verbrennung von Kohlenhydraten auch in späteren Phasen der Ausdauerbelastung kontinuierlich hoch bleibt. Geringere Mengen von Kohlenhydraten (50–150 g) konnten diese Wirkung nicht erzielen. In der Praxis kann es aber ganz schön mühsam sein, 200 g Kohlenhydrate zu essen! Manche Frauen können solche Mengen einfach nicht bewältigen, selbst wenn sie einen Teil davon in flüssiger Form zu sich nehmen. Entscheidend ist, daß die Mahlzeit das Wohlbefinden nicht beeinträchtigt oder Blähungsgefühle hervorruft. Daher werden Zeitpunkt wie Umfang der letzten Mahlzeit von Sportlerin zu Sportlerin variieren, auch wenn die Forschung die Aufnahme von 200–300 g Kohlenhydraten innerhalb der vier Stunden, die einer Anstrengung vorausgehen, empfiehlt.

Es kommt nur darauf an, daß Sie herausfinden, was bei Ihnen funktioniert – und daß Sie sich daran halten. Als Faustregel gilt: Nach einer größeren Mahlzeit sollten drei bis vier Stunden Verdauungspause eingerechnet werden, für einen Snack vor dem Wettkampf ein bis zwei Stunden. Falls Sie bei Ihrer Disziplin vor dem Wettkampf gewogen werden, kann Ihre letzte Mahlzeit wahrscheinlich erst nach dem Wiegen stattfinden. Einige Vorschläge für letzte Mahlzeiten und Snacks vor einem Wettkampf finden Sie in der folgenden Übersicht. Grundsätzlich sollten Sie immer etwas dazu trinken. Wenn Sie in dieser Phase keine feste Nahrung vertragen, sollten Sie zu Flüssigmahlzeiten greifen, beispielsweise zu Kohlenhydratpräparaten wie »Isostar Long Energy«, »Maxim«, »High 5«, »PSP22«, »Ultra-Fuel«, zu Sportgetränken wie »Gatorade«, »Isostar«, »Lucozade Sport«, zu kohlenhydratreicher Babynahrung oder Zwieback mit Gelee und fettarmer Milch.

Absolut notwendig ist das Trinken bis zum Start. Nehmen Sie immer eine Getränkeflasche mit, die Sie mit Sportgetränken, verdünnten Säften, verdünntem Sirup, Limonade oder Wasser füllen.

Wenn Sie vor dem Start Anzeichen von Hunger bemerken, dann schieben Sie noch einen kleinen, kohlenhydratreichen Snack ein. Ignorieren Sie Ihren Hunger, werden Sie sich später mehr auf Ihren Magen als auf den Wettkampf konzentrieren – essen Sie also lieber etwas!

Mahlzeiten und Snacks vor dem Wettkampf

- Frühstücksflocken mit fettarmer Milch
- Toast (mit einem Hauch Butter) mit Honig/Konfitüre
- Brot mit Banane oder Konfitüre
- Muffins/Brötchen mit Konfitüre/Honig
- Pfannkuchen mit Sirup
- Weiße Bohnen in Tomatensauce auf Toast
- Nudeln mit einer Sauce auf Tomatenbasis
- Ofenkartoffel mit fettarmer Füllung
- Obst aus der Dose
- Fettarmer Milchreis

♦ Rosinenbrötchen mit Konfitüre
♦ Zwieback mit fettarmer Milch

Nicht vergessen: Halten Sie sich bevorzugt an Weißbrot und weniger ballaststoffreiche Frühstücksflocken, und meiden Sie ballaststoffreiche Nahrungsmittel wie weiße Bohnen, wenn Sie zu Verdauungsstörungen neigen oder nicht ganz sicher sind, ob Sie sie vertragen.

Soll ich eine Stunde vor dem Wettkampf etwas Süßes essen?

Viele Sportlerinnen glauben, daß sie vor einer Anstrengung keinen Zucker essen sollten. Sie gehen von der Annahme aus, daß der Verzehr von Zucker den Blutzuckerspiegel ins Schwanken bringt und den Fettsäure-Stoffwechsel bremst, so daß das Glykogen letztlich rascher aufgebraucht wird als sonst. Diese Annahmen beruhen auf ein, zwei bereits 1977 durchgeführten Studien, die bei Zuckerkonsum kurz vor einer Anstrengung negative Auswirkungen festgestellt haben. Diese Ergebnisse konnten durch Folgestudien nicht bestätigt werden. Manche Studien haben gezeigt, daß Zucker sich nicht auf die Leistung auswirkt, und neuere Arbeiten sind sogar zu dem interessanten Schluß gekommen, daß der Verzehr von Zucker möglicherweise einen leistungssteigernden Effekt hat. Man nimmt an, daß der Leistungssteigerung bei Ausdauersportarten folgende Mechanismen zugrunde liegen könnten: Die vom

Zucker gelieferten zusätzlichen Kohlenhydrate feuern die Kohlenhydrate-Verbrennung weiter an, oder sie sorgen dafür, daß der Blutzuckerspiegel auch in späteren Phasen der Anstrengung auf gleicher Höhe bleibt. Jedenfalls gibt es stichhaltige Hinweise, daß selbst bei momentanen Schwankungen des Blutzuckerspiegels der Stoffwechsel sich mit dem Beginn der Anstrengung wieder normalisiert und die Leistung nicht beeinträchtigt wird.

Die neuesten Forschungen kommen also zu dem Schluß, daß es wenig Grund für die Annahme gibt, der Verzehr von Zucker vor einem Wettkampf könne die Leistung mindern. Im Gegenteil deutet immer mehr darauf hin, daß sich Zuckerzufuhr bei Wettkämpfen, bei denen eine Entleerung der Glykogenspeicher droht, sogar günstig auswirkt.

Eine neue Studie spanischer Forscher hat ergeben, daß bei Läufern, die 30 Minuten vor einem energie-intensiven Lauf mittlerer Dauer ein glukosehaltiges Getränk zu sich genommen hatten, die Erschöpfungsphase erheblich später eintrat als bei Läufern, die nur Wasser oder ein fruktosehaltiges Getränk bekommen hatten. Das deutet darauf hin, daß sich Zuckerkonsum vor einer Anstrengung nicht nur bei Ausdauersportarten positiv auswirkt.

Alle Sportlerinnen, die vermuten, sie könnten von einem kleinen, zuckerreichen Snack (etwa 50 g) direkt vor einer Anstrengung profitieren, sollten damit erst beim Training oder bei kleineren

Wettkämpfen experimentieren. Einzelne Sportler haben die Erfahrung gemacht, daß sie die Kohlenhydrate in flüssiger Form besser vertragen als in fester Form (z. B. als Schokolade, türkischer Honig, Geleefrüchte, Gummibärchen oder Energie-Riegel).

Wie steht's mit der Flüssigkeit?

Eine Dehydratation beeinträchtigt nicht nur die Leistung, sondern birgt auch ernsthafte gesundheitliche Gefahren. Schon bei einem so geringen Schweißverlust wie 2 Prozent des Körpergewichts (also 1,2 Liter bei einer 60 kg schweren Sportlerin) kann die Leistung absacken. Es ist also absolut notwendig, daß Ihr Körper während des gesamten Wettkampfs ausreichend mit Flüssigkeit versorgt ist, auch bei Sportarten, bei denen bestimmte Gewichtsklassen erreicht werden müssen.

Wiegen und die Kontrolle des Urins sind praktische Methoden, um Ihren Flüssigkeitshaushalt zu überwachen. Ein Gewichtsverlust von 1 kg nach dem Training entspricht einem Verlust von 1 Liter Schweiß. Eine Sportlerin braucht sich also nur »vorher« und »nachher« zu wiegen, um ihren Flüssigkeitsbedarf festzustellen. Auch der häufige Gang zur Toilette und große Mengen hellen Urins sind Anzeichen, daß der Wasserhaushalt in Ordnung ist. Im Gegensatz dazu sind geringe Mengen dunklen, kräftig riechenden Urins Signale für eine Dehydratation.

Bei kurzer, intensiver Anstrengung wie Sprinten, Laufen über mittlere Distanzen, Schwimmen, Judo und anderen Sportarten, bei denen die Anstrengung höchstens 30 Minuten dauert, ist es in der Regel nicht notwendig und oft auch nicht möglich, während des Wettkampfs Flüssigkeit aufzunehmen. Voraussetzung ist also, daß die Sportlerin schon vor dem Start ausreichend mit Flüssigkeit versorgt ist und zwischen den einzelnen Wettkämpfen immer wieder »nachtankt«, um Flüssigkeitsverluste auszugleichen. Es ist schwierig, einen Grenzwert zu definieren, jenseits dessen eine Zufuhr von Flüssigkeit notwendig wird, da der Bedarf der jeweiligen Sportlerin von zahlreichen Faktoren abhängt.

Bei Anstrengungen längerer Dauer ist es meist notwendig, die Flüssigkeit schon während des Wettkampfs zu ersetzen, da die Sportlerinnen viel Schweiß verlieren können und eine echte Dehydratationsgefahr besteht, wenn nichts getrunken wird.

Bei längeren Wettkämpfen sollten Möglichkeiten geschaffen werden, Getränke mitzuführen. Trinkpausen sollten auf dem Programm stehen, und die Sportlerinnen sollten jede Gelegenheit nutzen, sich etwas Flüssigkeit zuzuführen. Das ist vor allem bei Wettkämpfen notwendig, bei denen die Trinkmöglichkeiten von festen Regeln eingeschränkt werden – zum Beispiel bei vielen Mannschaftssportarten.

Wieviel getrunken werden sollte, hängt von mehreren Faktoren ab. Bei längeren Aktivitäten, bei denen ein großer Schweißverlust vorauszusehen ist, ist zu empfehlen, vor, während und nach der Anstrengung in regelmäßigen Abständen zu trinken. Gehen Sie mit der maximalen Menge Flüssigkeit in den Start, die Ihr Magen verträgt, und tanken Sie während des Wettkampfs immer wieder nach.

Oft wird eine Flüssigkeitszufuhr von 150–250 ml pro Viertelstunde empfohlen, obwohl solche starren Regeln problematisch sind. Es kommt einfach darauf an, immer wieder zu trinken und Flüssigkeitsverluste, die über 1 Prozent Ihres Körpergewichts hinausgehen, schnell auszugleichen.

Welche Getränke sind zu empfehlen?

Eine Kohlenhydrat-Elektrolyt-Verdünnung wird Flüssigkeit schneller zu den Zellen transportieren als reines Wasser. Denn kleine Mengen Glukose und Natrium fördern die Aufnahme von Wasser durch den Darm. Daher enthält die Rezeptur einiger Getränke (wie »Isostar« und »Gatorade«) diese beiden Substanzen.

Bei intensiver Anstrengung über einen längeren Zeitraum hinweg (1–3 Stunden ohne Unterbrechung) treten hohe Schweißverluste auf; zur Deckung des Flüssigkeitsbedarfs ist es notwendig, ein Sportgetränk mit ausgewogener Zusammensetzung zu trinken.

Für kürzere Wettkämpfe mit unbedeutenden Schweißverlusten eignen sich eine ganze Reihe von Getränken wie Wasser, verdünnter Fruchtsaft oder Fruchtsirup. Bei kürzerer Anstrengung ist mit ernsthaften Flüssigkeits- oder Energieeinbußen nicht zu rechnen. Trotzdem sollten Sie lieber auf Nummer Sicher gehen und sich etwas zu trinken bereitstellen – nur für den Fall.

Während des Wettkampfs – fest oder flüssig?

Sportgetränke haben den zusätzlichen Vorteil, gleich ein erhebliches Quantum von Kohlenhydraten mitzuliefern (50–80 g pro Liter). Damit schlagen Sie also gleich zwei Fliegen mit einer Klappe und decken beim Wettkampf Ihren Bedarf sowohl an Energie wie an Flüssigkeit.

Während des Wettkampfs Kohlenhydrate zu sich zu nehmen scheint wenig sinnvoll bei Sportarten, bei denen die Leistung nicht von der Verfügbarkeit von Kohlenhydraten abhängt. Dazu gehören Schwimmen und Laufen über kurze Distanzen, Baseball, Kricket und Eiskunstlauf.

Es konnte jedoch gezeigt werden, daß Kohlenhydrate, die Sportler während längerer Anstrengung zu sich nehmen, die Erschöpfung hinausschieben, weil sie eine Hypoglykämie verhindern und die Glukose-Verbrennung auf einem konstant hohen Niveau halten. Die Auswirkungen solcher eingeschobenen Snacks sind bei Radrennfahrern offensichtlich, bei Lauf-Wettkämpfen jedoch weniger auffällig. Da die Menge der verfügbaren Kohlenhydrate die Leistung beeinflußt, gibt es guten Grund zur Annahme, zusätzliche Kohlenhydrate während eines Wettkampfs, bei dem sich die Sportlerin länger als 60 Minuten kontinuierlich anstrengen muß, könnten sich positiv auswirken. Neueste Forschungen lassen auch darauf schließen, daß bei längerer Anstrengung ein kohlenhydratreiches Getränk zwischendurch die Funktion der weißen Blutkörperchen fördern könnte; damit würde sich die Gefahr, nach dem Wettkampf zu erkranken, verringern. Doch sind weitere Forschungen notwendig, um diese Hypothese zu belegen.

Falls die Glykogenspeicher vor dem Start verringert werden (bei Spitzensportlern eine gängige Praxis), dann wirkt sich ein Nachschub von Kohlenhydraten noch unmittelbarer aus.

Bei extremen Beanspruchungen wie Straßenrennen, Triathlon, Marathonlauf, Segeln und Langstrecken-Kanufahren kann es sein, daß die Sportlerinnen Hunger bekommen. Hier läßt sich gut Kohlenhydratreiches einschieben. Wählen Sie Nahrungsmittel mit hoher Verwertbarkeit aus und trinken Sie immer etwas dazu. Gut geeignet sind:

◆ Energie-Riegel, Müsli-Riegel
◆ Rosinen, Bananen
◆ Süßigkeiten (ohne Fett)
◆ Fruchtgelee-Würfel
◆ Sandwiches
◆ Pop Tarts
◆ Obst aus der Dose

Kohlenhydrat-Snacks zwischendurch können auch bei intensiven, aber nicht kontinuierlichen Anstrengungen wie Fußball, Hockey und Tennis von Vorteil sein. Solche Disziplinen zehren an den Glykogenspeichern, und kohlenhydratreiche Snacks helfen Glykogen sparen.

Wieviel Kohlenhydrate soll ich während eines Wettkampfs zu mir nehmen?

Forschungen zufolge sollten soviel Kohlenhydrate verzehrt werden, daß etwa 1 g pro Minute zur Verfügung steht.

Bei vielen Studien, die einen positiven Energie-Effekt zeigen konnten, bekamen die Sportler 30–60 g Kohlenhydrate in der Stunde. Forscher der Universität in Maastricht haben gezeigt, daß bei einem zweistündigen Fahrrad-Training nach dem Verzehr von 50 g Kohlenhydraten zu Beginn der Anstrengung und anschließend viertelstündlich 12–13 g Kohlenhydraten eine nahezu maximale Verbrennungsrate des »Nachschubs« erreicht wurde.

Die genannte Menge von 30–60 g soll nur zur Orientierung dienen, weiter zu berücksichtigen ist jeweils die individuelle Situation. Mit der »Versuch-Irrtum-Methode« und ein bißchen Logik läßt sich recht genau ermitteln, wieviel Kohlenhydrate eine Sportlerin braucht.

Ein Liter isotonisches Sportgetränk liefert etwa 70 g Kohlenhydrate. Die regelmäßige Zufuhr solcher Getränke, die schon bald nach dem Start beginnen sollte, deckt sowohl den Flüssigkeits- als auch den Kohlenhydratbedarf.

Welche Anforderungen stellen ganztägige Wettkämpfe?

Wettkämpfe ziehen sich oft über den ganzen Tag oder sogar mehrere Tage hin. In einer solchen Turniersituation nehmen Sportlerinnen vielleicht mehrmals täglich an Wettkämpfen teil, mit Ruhepausen unterschiedlicher Länge. Hier stellt sich die Frage, was sie dann essen und trinken sollen.

Die Entscheidung hängt von mehreren Faktoren ab, einschließlich der Länge der Pausen, der Verfügbarkeit von Nahrungsmitteln und individuellen Vorlieben. Sportlerinnen sollten diese Pausen jedoch unbedingt dazu nutzen, ihre Glykogenspeicher aufzufüllen und Flüssigkeitsverluste auszugleichen.

Allgemein läßt sich empfehlen, sich in Wettkampfpausen, die kürzer als eine Stunde sind, auf Sportgetränke und andere zuckerhaltige Getränke zu beschränken. Essen kann problematisch werden, weil die Zeit für Verdauung und Resorption begrenzt ist und sich körperliches Unbehagen einstellen kann. Trotzdem essen manche Sportlerinnen auch in kurzen Pausen gern einen leichten, aber kohlenhydratreichen Snack.

Liegen zwischen den Wettkämpfen 2–4 Stunden, unterstützt eine leichte, kohlenhydratreiche Mahlzeit die Wieder-

auffüllung der Glykogenspeicher auf den Ausgangswert.

Die folgende Übersicht enthält Vorschläge für Snacks und Mahlzeiten.

Was esse ich am besten nach einem Wettkampf?

Ist der Wettkampf einmal vorbei, dann können Sie feiern und eine wohlverdiente Ruhepause genießen. Falls Sie aber am nächsten Tag oder in den nächsten Tagen gleich wieder zu einem Wettkampf antreten, dann ist es entscheidend, was Sie nach dem Wettkampf essen.

Unmittelbar nach körperlicher Anstrengung wird Muskelglykogen rascher gebildet als sonst. Daher sollte eine Sportlerin nach dem Wettkampf so rasch wie möglich etwas Kohlenhydratreiches zu sich nehmen (etwa 1 g pro kg Körpergewicht), entweder als Getränk oder Snack.

Etwa 2 Stunden später sollte eine kohlenhydratreiche Mahlzeit folgen. Forschungen haben gezeigt, daß die Neubildung von Muskelglykogen nahezu das Optimum erreicht, wenn alle 2 Stunden jeweils mindestens 50 g Kohlenhydrate verzehrt werden.

Die neuesten Studien der Staatsuniversität von Ohio empfehlen eine Strategie, die die Glykogenspeicherung gegenüber der Diät von 50 g Kohlenhydraten/alle 2 Stunden noch um weitere 20 Prozent in die Höhe treibt. Bei der Studie wurde erst einmal bis zur Erschöpfung trainiert, so daß der Muskel-

Mahlzeiten und Snacks bei ganztägigen Wettkämpfen

Unter einer Stunde Pause	2–4 Stunden Pause
Sportgetränke (z. B. »Isostar«, »Gatorade«, »Lucozade Sport«) Kohlenhydratpräparate (z. B. »GatorLode«, »Maxim«, »High 5«, »PSP22«, »Ultra-Fuel«) Verdünnter Fruchtsaft oder Fruchtsirup, Limonade **Ebenfalls möglich:** Bananen und Rosinen Energie-Riegel Süßigkeiten wie Gummibärchen, Lakritze Fruchtgelee-Konfekt Kekse Reiswaffeln	Sandwiches/Brötchen/Pitabrot Rosinenbrötchen/Teegebäck Muffins/Scones (siehe Rezepte S. 173) Toast/getoastetes Brot Getreideflocken/Zwieback Pop Tarts Popcorn Trockenfrüchte oder Obst aus der Dose Milchreis aus fettarmer Milch Nudeln mit Tomatensauce Ofenkartoffel Reis mit fettarmer Sauce
Nicht vergessen: Ständig trinken! Auf niedrigen Fettgehalt achten! Stopfen Sie sich nicht voll – essen Sie lieber öfter kleine Mengen!	

glykogenspiegel der Versuchspersonen stark absank. Nach der Anstrengung nahmen die Teilnehmer 4 Stunden lang alle 15 Minuten Kohlenhydrate zu sich! Die insgesamt verzehrte Menge war enorm – fast 6 g Kohlenhydrate pro Kilogramm Körpergewicht (mehr, als viele Normalverbraucher am Tag essen, und über die Hälfte der empfohlenen Tagesmenge für intensiv trainierende Sportler)! Diese Menge wurde in 16 gleichen Portionen über 4 Stunden hinweg verteilt. Das bedeutete, daß die Sportler jede Viertelstunde etwa 30 g Kohlenhydrate bekamen. Stellen Sie sich vor, Sie essen nach dem Wettkampf alle 15 Minuten 2 Bananen oder trinken einen halben Liter Sportgetränk, und das 4 Stunden lang! Durch Muskelbiopsien wurde nachgewiesen, daß dabei 20 Prozent mehr Glykogen gespeichert wurden als bei einem Verzehr von nur 50 g Kohlenhydraten alle 2 Stunden. Möglicherweise ist diese Viertelstunden-Strategie so effektiv, weil sie über 4 Stunden hinweg einen hohen Blutzucker- und Insulinspiegel garantiert und dadurch die Speicherung von Glykogen begünstigt.

Bevor Sie aufspringen und diese Strategie in die Tat umsetzen, soll noch einmal betont werden, daß die Versuchspersonen vor dieser Mästung mit Kohlenhydraten ein erschöpfendes Training hinter sich hatten. Ein solches Vorgehen ist wahrscheinlich nur für Sportlerinnen in Disziplinen interessant, bei denen die Wettkämpfe stark an den Glykogenresereven zehren. Nützlich kann diese Ernährungsstrategie in Phasen intensiven Trainings oder bei der Teilnahme an mehr als einem Wettkampf pro Tag werden. Wie alle andere Strategien eignet sie sich möglicherweise nicht für jede Sportlerin und muß erst im Training erprobt werden. Auch kann es rein vom Praktischen her für eine Sportlerin unmöglich sein, eine solche Menge Kohlenhydrate (über die Hälfte des Tagesbedarfs) in vier Stunden zu bewältigen. Die Umsetzung sollte sorgfältig mit Hilfe eines Sporternährungsspezialisten geplant werden. Eine abgewandelte Version dieser Strategie, die sich leichter in die Praxis umsetzen ließe, wäre der bereits empfohlene kohlenhydratreiche Snack nach dem Wettkampf und anschließend eine ständige Zufuhr kohlenhydrathaltiger Getränke, bis eine Mahlzeit verzehrt wird. Auch so findet ein kontinuierlicher Zustrom von Kohlenhydraten zu den Muskeln statt.

Zusammenfassung

- In den Tagen vor einem Wettkampf schränken Sie Ihr Training ein und halten sich an eine kohlenhydratreiche Diät (9–10 g Kohlenhydrate pro Kilogramm Körpergewicht), damit die Glykogenspeicher ihre maximale Sättigung erreichen.

- Sportlerinnen in Disziplinen, bei denen die begrenzte Verfügbarkeit von Kohlenhydraten zum Problem werden kann, profitieren vor einem Wettkampf eventuell von Strategien, mit denen die Glykogenspeicher über ihren normalen Sättigungsgrad hinaus aufgeladen werden können (Glykogen-Superkompensation).

- Trinken Sie reichlich Flüssigkeit, um eine Dehydratation (Wassermangel) zu verhindern.

- Auch wenn Sie eine bestimmte Gewichtsklasse erreichen müssen, sollten Sie alles vermeiden, was zu einer Dehydratation führt oder die Glykogenspeicher erschöpft.

- Die Mahlzeiten und Snacks vor dem Wettkampf sollten reich an Kohlenhydraten, aber arm an Ballaststoffen sein.

- Trinken Sie vor und nach dem Wettkampf, gegebenenfalls auch zwischendurch.

- Versorgen Sie Ihre Glykogenspeicher während des Wettkampfs (wo nötig) und zwischen mehreren Wettkämpfen mit Nachschub in Form geeigneter kohlenhydratreicher Speisen und Getränke.

- Falls Sie an den folgenden Tagen wieder zu Wettkämpfen antreten, sorgen Sie planvoll für eine angemessene Wiederauffüllung Ihrer Glykogen- und Wasserspeicher.

Tips für die Praxis

◆ Probieren Sie in der Phase vor einem Wettkampf nie etwas Neues aus, sondern halten Sie sich an bewährte Ernährungsstrategien.

◆ Experimentieren Sie mit neuen Ideen und Plänen erst einmal beim Training oder bei weniger wichtigen Wettkämpfen.

◆ Planen Sie voraus und packen Sie immer geeignete Snacks und Getränke in Ihre Sporttasche.

◆ Falls Sie bei Ihrer Wettkampfvorbereitung im Zweifel sind, lassen Sie sich von einem qualifizierten Sporternährungsfachmann beraten.

10
Gewichtsklassen erreichen – aber wie?

JANE GRIFFIN

Die meisten Sportlerinnen wissen, daß sie bei einem bestimmten Körpergewicht – oder innerhalb einer schmalen Gewichtsspanne – ihre besten Leistungen bringen. Doch manchen Sportlerinnen schreibt ihre Disziplin vor, bei Wettkämpfen mit einem bestimmten Gewicht anzutreten – was selten ihr natürliches Gewicht ist.

Zu den betroffenen Sportarten gehören die Kampfdisziplinen, Gewichtheben, Ringen und Rudern in der Leichtgewichtsklasse. Auch andere Sportlerinnen wie Bodybuilderinnen, Tänzerinnen und Eiskunstläuferinnen müssen vielleicht aus ästhetischen Gründen ein bestimmtes Gewicht erreichen, während viele Turnerinnen und Jockeys kurz vor dem Wettkampf etliche Pfunde durch Entwässerung verlieren, in der Hoffnung, dadurch ihre Kondition und das Verhältnis von Kraft und Gewicht zu verbessern.

Gewichtsklassen werden von den übergeordneten Verbänden der jeweiligen Sportarten festgelegt. Beim Rudern in der Leichtgewichtsklasse dürfen die Damen ein Gewicht von maximal 59 kg auf die Waage bringen; das Durchschnittsgewicht liegt bei 57 kg. Bei anderen Sportarten sollen die Gewichtsklassen Verletzungen verhindern, die entstehen könnten, wenn Kämpferinnen ganz unterschiedlicher Statur gegeneinander antreten. Oder sie sollen für Sportlerinnen unterschiedlicher Körpergröße eine Basis der Vergleichbarkeit schaffen. Leider funktioniert das nicht unbedingt. Viele Sportlerinnen nehmen ab, um eine niedrigere Gewichtsklasse zu erreichen, weil sie glauben, daß sie ihren Gegnerinnen dann durch Größe, Kraft und Hebelwirkung überlegen sind. Mit anderen Worten: Sie wollen eine Situation herbeiführen, in der das Verhältnis von Kraft und Körpergewicht optimal ist, die Muskelmasse maximal und der Körperfettanteil minimal, um sich dadurch Wettbewerbsvorteile zu sichern.

Was sind gängige Praktiken des Gewichtsverlusts?

Manche Sportlerinnen halten ihr Gewicht immer auf einem niedrigen Stand, indem sie das ganze Jahr konsequent eine strenge Diät einhalten. Andere nehmen für die Wettkampfsaison ab und danach wieder zu; andere nehmen laufend ab und zu. Zum raschen Gewichtsverlust werden verschiedene Methoden eingesetzt, vor allem von der letztgenannten Gruppe.

- **Reduktionsdiät:** Eine starke Einschränkung der Kalorienzufuhr.
- **Fasten:** Ein oder mehrere Tage vor dem Wiegen wird überhaupt nichts mehr gegessen.
- **Flüssigkeitsbeschränkung:** Ein oder mehrere Tage vor dem Wiegen werden Getränke rationiert oder ganz gestrichen.
- **Schwitzen:** Gewichtsverlust durch Dehydratation in Saunas, Dampfbädern, unter der heißen Dusche.
- **Intensive Anstrengung:** Langes, hartes Training, bei dem Gewicht ebenfalls durch Schweißverlust abgebaut wird. Um stärker zu schwitzen, wird oft Zusatzkleidung getragen, zum Beispiel Jogginganzüge, Wollmützen und Schals.

- **Diuretika:** Entwässernde Medikamente, die die Nieren zur Produktion von größeren Urinmengen anregen, den Flüssigkeitsverlust erhöhen und damit Pfunde abbauen.
- **Erbrechen und Abführmittel:** Sie sollen für einen leeren Magen und Darm sorgen, damit der Körper so »leicht« wie möglich ist.

Welche Probleme treten dabei auf?

Es läßt sich leicht erkennen, daß das Grundprinzip raschen Gewichtsverlusts darin besteht, entweder die Nahrungszufuhr so drastisch einzuschränken, daß der Körper seine eigenen Reserven anzapfen muß, um das Energiedefizit auszugleichen, oder die Flüssigkeitsreserven des Körpers durch Dehydratation oder Einschränkung der Flüssigkeitszufuhr zu senken.

Diese Praktiken können sowohl der Gesundheit als auch der Leistung schaden, je nachdem, wie drastisch die Methoden sind, und wie häufig sie angewendet werden.

Beispiel für schlechte Glykogenversorgung bei einer kalorienarmen Diät

- Eine Judoka hat es bereits geschafft, von 60 kg auf 58 kg abzunehmen, möchte aber beim Wettkampf in der Leichtgewichtsklasse (bis 56 kg) antreten.

◆ Momentan nimmt sie 1500 kcal/6300 kJ pro Tag zu sich, davon 225 g Kohlenhydrate (60 Prozent der gesamten Energiezufuhr).

◆ In Relation zum Gewicht betrachtet beträgt ihre tägliche Kohlenhydratzufuhr 3,9 g pro Kilogramm Körpergewicht. Diese Menge reicht nicht aus, um die Muskelglykogenspeicher jeden Tag wieder aufzufüllen.

◆ Die Sportlerin senkt ihre Kalorienzufuhr auf 1000 kcal/4200 kJ pro Tag, um sich auf 56 kg hinunterzuhungern. Wenn sie den Kohlenhydratanteil konstant bei 60 Prozent der Gesamtenergie hält, ißt sie am Tag nur noch 2,6 g Kohlenhydrate pro Kilogramm Körpergewicht.

◆ Sollte sie auch noch versuchen, härter zu trainieren, um das niedrige Gewicht zu halten, könnte das darauf hinauslaufen, daß sie zwar am Wettkampftag das richtige Gewicht hat, aber nicht mehr kampffähig ist.

Zu welchen Problemen führt eine Reduktionsdiät?

Das Ziel einer solchen Diät besteht zwar »nur« darin, die Energie- oder Kalorienzufuhr zu beschränken, was aber heißen kann, daß der Körper auch nicht mehr genügend essentielle Nährstoffe, also Vitamine, Mineralstoffe, Kohlenhydrate und Protein erhält.

◆ **Kohlenhydrate:** Strenges Diäthalten oder Fasten verursacht einen Abfall des Glykogenspiegels in den Muskeln und der Leber. Das kann zu Müdigkeit und einem Leistungs-einbruch führen, vor allem bei Ausdauersportarten wie Rudern. In anderen Sportarten macht sich die Wirkung vielleicht erst nach und nach bemerkbar, von einer Wettkampfrunde zur anderen. Es kann bis zu 48 Stunden in Anspruch nehmen, erschöpfte Muskelglykogenspeicher wieder aufzufüllen.

◆ **Protein:** Ähnlich reicht womöglich auch die Proteinzufuhr nicht mehr aus, um die Leistungsfähigkeit zu erhalten. Neueste Forschungen kommen zu dem Schluß, daß in Sportarten, wo es auf Kraft oder Tempo ankommt, die Sportlerinnen täglich 1,2–1,7 g Eiweiß pro Kilogramm Körpergewicht zu sich nehmen sollten, in Ausdauersportarten etwa 1,2–1,4 g. (Der Bedarf nichtaktiver Erwachsener liegt bei 0,75 g pro Kilogramm Körpergewicht.) Eine beschränkte Energiezufuhr kann zu einer negativen Stickstoffbilanz führen, obwohl die Proteinzufuhr hoch genug ist, um bei ausreichender Gesamtenergie eine positive Stickstoffbilanz zu sichern. Wiederholte Abmagerungsversuche in einer Saison könnten den Proteinstoffwechsel und damit die Leistung gefährden.

◆ **Vitamine und Mineralstoffe:** Hier wird sicher keine optimale Versorgung erreicht, selbst wenn sich keine Mangelerscheinungen zeigen. Sportlerinnen nehmen ohnehin oft zu wenig Eisen und Calcium zu sich, weil sie vielleicht nicht das

Richtige essen, eisen- und calcium-
reiche Lebensmittel meiden und
schlechte Eßgewohnheiten entwickeln (unregelmäßige Mahlzeiten, dafür viel Naschen und Knabbern). Eine weitere Beschränkung
der Nahrungszufuhr zwecks
Gewichtsverlust kann die Lage nur
noch verschlimmern.

Zu welchen Problemen führt Dehydratation?

Schon ein Wasserverlust von 2 Prozent
des Körpergewichts kann die Leistung
beeinträchtigen. Körperflüssigkeit ist im
Körper vor allem im fettfreien Gewebe
gebunden – in den Muskeln, dem Blut
und den Organen, nicht im Fettgewebe. Eine Dehydratation egal nach
welcher Methode senkt das Plasma-Vo-
lumen, was wiederum zu einem Abfall
des Herzminutenvolumens, einem
Hochschnellen des Pulses und einem
Blutdruckabfall führen kann. Nieren,
Haut und Muskeln werden schlechter
mit Blut versorgt. Nimmt die Dehydratation weiter zu, versagt die Schweiß-
produktion, so daß die Wärmeregulation gefährdet wird. Bei einem längeren
Training oder in einer heißen Umge-
bung besteht dann die Gefahr einer
Hitzeerschöpfung bis hin zu einem
Hitzschlag.
Diuretika entziehen dem Kreislauf
mehr Flüssigkeit als alle anderen Ent-
wässerungsmethoden. Dabei gehen
auch Natrium und Chlorid aus dem
Blut sowie Kalium und Magnesium aus

den Muskelzellen verloren. Die Kombination von Mineralstoff- und Wasser-
verlusten erhöht die Gefahr von Mus-
kelkrämpfen und Spasmen. Von jeder
Diuretika-Anwendung ist dringend abzuraten; das IOC hat Diuretika auf die
Liste der für die Teilnehmer an den
Olympischen Spielen verbotenen Medikamente gesetzt. Auch viele Sportver-
bände haben den Einsatz von Diuretika
verboten.
Dehydratation zehrt an und für sich
nicht an den Muskelglykogenspeichern,
es sei denn, sie wurde durch
Schweißverlust bei hartem Training erreicht. Wird jedoch zusätzlich auch die
Nahrungszufuhr beschränkt, dann sind
sowohl der Wasserhaushalt wie auch
die Glykogenspeicher gefährdet.

Wie wirkt sich rascher Gewichtsverlust auf die Leistung aus?

Die Ausdauerleistung wird durch raschen Gewichtsverlust stark gemindert.
Bei der Auswirkung auf kurzzeitige
»High-Power«- Leistung ist sich die Forschung nicht einig, vor allem, was die
Dehydratation betrifft. Sie scheint die
Leistung bei Anstrengungen, die unter
30 Sekunden dauern, nicht zu beeinträchtigen. Wenn aber länger als 30 Sekunden lang Maximalleistungen gefordert werden, ist ebenfalls mit einer
Einbuße der Leistungsfähigkeit zu rechnen.
Nicht zuletzt kann ein rascher Gewichtsverlust auch Stimmungsschwan-

kungen auslösen, die sich negativ auf die Leistung auswirken; die generellen Hungersymptome – Müdigkeit, Übelkeit, Schwindelgefühle – können großen Schaden anrichten.

Ist das Jojo-Prinzip schädlich?

Mit Jojo ist hier ein ständiges Ab- und Zunehmen gemeint. Meist sind Frauen betroffen, die sehr kalorienarme Diäten machen und damit erst einmal abnehmen. Doch ist die Diät oft schwer durchzuhalten, vor allem auf die Dauer, und wenn die Sportlerin schließlich damit aufhört, kehren die verlorenen Pfunde schnell zurück (oft sogar noch ein paar dazu). Der Kreislauf wiederholt sich, und jedesmal fällt es der Sportlerin schwerer, den Gewichtsverlust zu halten.

Bis vor kurzem erklärte die Wissenschaft dieses Phänomen damit, daß sich der Stoffwechsel in der Diätphase verlangsamt, weil sich der Körper einem Hungerzustand anpaßt und lernt, mit weniger Kalorien auszukommen. Man nahm an, daß der Stoffwechsel auch nach der Diät gebremst weiterläuft, so daß weniger Kalorien gebraucht werden, um das neue Gewicht zu halten. Bei einer Rückkehr zur Normalernährung vor der Diät müßte das Gewicht dann zwangsläufig wieder steigen. Diese Theorie wird heute angezweifelt. Eine Diät bremst zwar mit Sicherheit den Stoffwechsel, der sich aber wieder normalisiert, wenn die Diät abgesetzt

wird, was Forscher der Dunn Nutrition Unit am Medical Research Council in Cambridge nachweisen konnten. Sie zeigten, daß der Grundumsatz nach drei Jojo-Zyklen wieder genauso hoch war wie vor Beginn der ersten Diät – *obwohl* die Versuchspersonen 5 kg leichter waren. Auch bei wiederholten Diäten wird der Stoffwechsel also nicht auf Dauer geschädigt.

Eine Erklärung für den wachsenden Widerstand, den der Körper wiederholten Abmagerungsversuchen entgegenzusetzen scheint, ist der psychische Streß und Frust dabei. Die Frauen in der Studie aus Cambridge erklärten beim Anbruch der dritten Diätphase, sie hätten das Hungern gründlich satt; im letzten Zyklus gab es auch erheblich mehr heimliche »Ausrutscher«. Je strenger die Blitzdiät zum schnellen Gewichtsverlust, desto größer der Bumerangeffekt der zurückkehrenden Pfunde. Auch bestehen Bedenken, ob das Ab- und Zunehmen nach dem Jojo-Prinzip langfristig nicht gewisse Risiken für die Gesundheit hat – zum Beispiel eine Erkrankung der Herzkranzgefäße und hohen Blutdruck begünstigt.

Wie kann ich meine Gewichtsklasse ohne Gefahr erreichen?

Wenn Sie einen Plan zum Erreichen einer bestimmten Gewichtsklasse aufstellen, sind drei Dinge zu berücksichtigen. Erstens sollten Sie Ihr Körpergewicht außerhalb der Wettkampfsaison unter Kontrolle halten, damit der Gewichtsverlust, der in der Trainingsphase und kurz vor dem Wettkampf notwendig wird, ohne strenge Kalorienbeschränkung und nur mit einem minimalen Wasserverlust zu erreichen ist. Zweitens sollten Sie sich für Ihr Wettkampfgewicht ein realistisches Ziel stecken. Drittens sollten Sie Ihre Pfunde langsam abbauen, mit Hilfe vernünftiger Ernährungsstrategien, die das Verhältnis von Muskelmasse und Körperfettanteil verbessern.

Wie kann ich mein Gewicht außerhalb der Wettkampfsaison kontrollieren?

Jede Sportlerin hat ein »natürliches« Gewicht, ein »Trainingsgewicht« und ein realistisches Wettkampfgewicht, alle mit einer gewissen Schwankungsbreite. Höhe und Schwankungsbreite dieses Gewichts sind bei jeder Sportlerin verschieden.

Sportlerinnen, die ihr Gewicht in der Wettkampfsaison kontrollieren müssen, leben in den Zeiten danach und davor gern »normal«, was für sie heißt, hemmungslos zu essen und zu trinken und alles zu genießen, was sie sich in der Saison versagen mußten. Je mehr sie

dabei zunehmen, desto mehr müssen sie beim Beginn des Trainings wieder abnehmen. Viele Sportlerinnen wiegen sich außerhalb der Saison nicht einmal, so daß sie über ihre Gewichtszunahme keinerlei Kontrolle haben. Eine gewisse Schadensbegrenzung läßt sich erreichen, wenn Sie sich eine Obergrenze für Ihr »natürliches« Gewicht setzen und durch wöchentliches Wiegen überwachen.

Welches Wettkampfgewicht ist für mich das richtige?

Ideal wäre, zur Bestimmung Ihrer Gewichtsklasse für die neue Saison eine qualifizierte Sporternährungsberaterin zu Hilfe zu nehmen. Sie kann Ihr Minimalgewicht feststellen. Dazu wird Ihr Körperfettanteil gemessen und dann errechnet, wieviel Fettverlust Sie sich leisten können, ohne Ihre Gesundheit oder Leistung zu beeinträchtigen. Dieses Minimalgewicht wird von Ihrem momentanen Gewicht abgezogen, so daß Sie wissen, wieviel Sie gefahrlos abnehmen können. Eine solche Berechnung sollte Ihnen dabei helfen, Ihre realistische Gewichtsklasse zu finden. Nützlich ist folgende Faustregel: Wenn Sie für Ihre Wettkämpfe immer über

Tabelle 32: Typisches Beispiel für die Schwankungsbreite des Gewichts bei einer Rudersportlerin der Leichtgewichtsklasse

Wettkampfgewicht	57 kg
Trainingsgewicht	57–60 kg
Natürliches Gewicht	60–62 kg

5 kg abnehmen müssen, sollten Sie sich überlegen, ob Sie in der richtigen Gewichtsklasse kämpfen.

Wie soll ich Gewicht abbauen?

Eine gut geplante Ernährungsstrategie sollte Sie in die Lage versetzen, langsam und beständig abzunehmen, während Sie Ihr Trainingsprogramm unverändert durchziehen. Ihr Ziel sollte es sein, in der Woche maximal 0,5–1 kg abzunehmen. Der Idealfall wäre, Sie erreichen Ihr Körpergewicht drei bis fünf Tage vor dem offiziellen Wiegen. Jedenfalls sollten Sie zwei bis drei Tage vor dem Wettkampf Ihrem Wettkampfgewicht sehr nahe sein, so daß höchstens noch eine Feinkorrektur nötig ist.

Damit Sie ein Pfund in der Woche abnehmen, ist ein Energiedefizit von 4500 kcal/18900 kJ nötig. Das tägliche Defizit muß daher mindestens 650 kcal/2730 kJ betragen. Ihre gesamte Energiezufuhr sollte nie unter 1200 kcal/5040 kJ pro Tag sinken, und in intensiveren Trainingsphasen müssen Sie die Tagesmenge auf 1500 kcal/6300 kJ oder sogar 1800 kcal/7560 kJ steigern, damit Sie nach dem Training wieder vollständig »auftanken« können. Orientieren Sie sich an Ihrem wöchentlichen Gewichtsverlust und daran, wie gut Ihr Training läuft, und passen Sie die Kalorienzufuhr entsprechend an. Nehmen Sie zu schnell ab, essen Sie mehr; nehmen Sie zwei Wochen lang gar nichts ab, müssen Sie weniger essen.

Die Kohlenhydratzufuhr sollte so hoch wie möglich sein, um die Glykogenbildung zu fördern. Ein hoher Anteil stärkehaltiger Nahrungsmittel gibt Ihrer Diät Substanz. Der Fettanteil sollte auf höchstens 25 Prozent der gesamten Energiezufuhr reduziert werden, der Proteinanteil darf nicht unter 15 Prozent fallen. Es ist wichtig, Nahrungsmittel *mit hoher Nährstoffdichte* zu wählen, also Dinge, die wenig Kalorien, aber einen hohen Nährwert haben, damit Sie Ihren Vitamin- und Mineralstoffbedarf decken.

Was soll ich also essen?

Der Schwerpunkt Ihrer Ernährung sollte auf Brot, Nudeln, Reis, Kartoffeln (gekocht oder im Ofen gebacken), Frühstücksflocken (am besten mit Eisen angereichert), Hülsenfrüchten (Erbsen, Bohnen, Linsen), Obst, Fruchtsäften und Gemüse liegen. Außerdem sollten Sie fettarme Milchprodukte wie Mager- oder fettarme Milch, fettarmen Joghurt und fettarme Käsesorten (körniger Frischkäse, Magerquark) in Ihren Speiseplan einbeziehen, damit Sie genügend Calcium erhalten. Mageres rotes Fleisch versorgt Sie mit Eisen, aber essen Sie auch Hähnchenfleisch (ohne Haut) und Fisch. Vegetarierinnen sollten ihren Proteinbedarf mit Hülsenfrüchten, Tofu und Eiern decken. Käse ist eine gute Proteinquelle, aber die meisten Sorten enthalten viel Fett. Damit Sie gut mit Eisen versorgt sind, sollten Sie versuchen, zum Frühstück ein Schälchen mit Eisen angereicherte Frühstücksflocken mit fettarmer Milch zu essen und dazu ein Glas Orangensaft zu trinken. Das im Saft enthaltene Vitamin C hilft dem Körper, das Eisen aufzunehmen, das sonst nicht so gut verwertet wird. Essen Sie viele verschiedene Gemüsesorten, vor allem Brokkoli, Spinat, grüne Paprika, Tomaten und Möhren, sowie viel Obst. Obst und Gemüse sind meist kalorienarm, liefern aber ein ganzes Spektrum von Vitaminen.

Weil Sie mit einer Beschränkung Ihrer Kalorienzufuhr wahrscheinlich auch weniger Vitamine zu sich nehmen, schadet es nicht, wenn Sie täglich ein Multivitamin-Ergänzungspräparat, das auch Eisen enthält, einnehmen – und sei es nur zur Absicherung. Wichtig ist die Wahl des richtigen Präparats: Kaufen Sie nur ein Präparat, das Ihnen 100 Prozent der empfohlenen Tagesmengen liefert, nicht mehr. Vitamin-Megadosen bringen Ihnen keine Vorteile.

Tips für die Praxis

◆ Wenn Sie in den letzten 7–10 Tagen immer noch abnehmen müssen, reduzieren Sie die Energiezufuhr noch etwas stärker (vor allem, wenn Sie eine Ruhephase planen). Allerdings dürfen Sie nicht weniger Kohlenhydrate essen! Deshalb müssen Sie beim Fett ganz streng sein: Keine Butter aufs Brot, und nur Magermilch.

◆ Reduzieren Sie Ihren Salzkonsum: Salzen Sie weder beim Kochen noch bei Tisch und meiden Sie stark gesalzene Nahrungsmittel (die meist auch noch einen hohen Fettgehalt haben).

◆ Die letzten 24 Stunden gehen Sie zu einer *ballaststoffarmen* Diät über – also Weißbrot, ballaststoffarme Frühstücksflocken usw.

◆ Falls Sie in letzter Minute Flüssigkeit verlieren mußten, beginnen Sie möglichst früh nach dem offiziellen Wiegen, diese Wasserverluste wieder auszugleichen. Wie gut Ihnen das gelingen wird, hängt davon ab, wieviel Gewicht Sie durch Dehydration abbauen mußten, und wieviel Zeit Sie zwischen dem Wiegen und dem Wettkampf haben.

◆ Welche Getränke eignen sich am besten? Reines Wasser ist ein starker Durstlöscher, so daß Sie davon nicht soviel trinken werden; außerdem regt es die Urinproduktion an. Beide Faktoren verlangsamen den Rehydratationsprozeß. Wirkungsvoller ist hier ein Getränk, das einige Elektrolyte enthält (vor allem Natrium), etwas Kohlenhydrate und natürlich auch Wasser. Geeignet sind Sportgetränke wie »Isostar« und »Lucozade Sports«.

Fallstudie: Eine Rudersportlerin der Leichtgewichtsklasse

JB fing im Alter von 18 Jahren mit dem Rudern an. Sie war gertenschlank und verschwendete keinen Gedanken an ihr Gewicht. Zwei Jahre später wurde sie Vegetarierin und achtete viel bewußter auf ihre Ernährung. Vier Jahre später ruderte sie zum ersten Mal in der Leichtgewichtsklasse. Sie war neu in der Mannschaft, und das Training war hart. Ihr Gewicht schmolz von 60 kg auf 57 kg. Sie mußte sogar viel essen, um ihr Gewicht bei 57 kg zu halten. Im Winter kletterte es allerdings auf 62 kg (das waren 2 kg mehr, als sie je zuvor gewogen hatte). In der nächsten Saison wurde JB aufgefordert, bis auf 56 kg abzunehmen. Sie aß weniger, Fett und Alkohol wurden ganz gestrichen. So schaffte sie ihr Gewichtsziel ausschließlich mit Diät – sie brauchte nicht zu schwitzen – und hielt es die gesamte Wettkampfsaison. Nach einer erfolgreichen Weltmeisterschaft schnellte ihr Gewicht im Winter auf 65 kg hoch, als sie in vollen Zügen ein »normales Leben« genoß. Dann begann die Diätsaison wieder, und JB mußte sich wieder auf 56 kg herunterhungern – in letzter Minute wurden ihr 57 kg zugestanden. Doch dieses Mal mußte sie schwitzen, um ihre 57 kg zu erreichen.

Für die Weltmeisterschaften mußte JB schließlich doch auf 56 kg herunter – durch Kalorienzählen, Reduktion der Kohlenhydrate, viel Gemüse und Fer-

tigmahlzeiten mit deklariertem Kaloriengehalt. JB nahm inzwischen 15–20 Abführpillen täglich, rackerte sich beim Training ab, um Schweiß zu verlieren, und überlegte sogar, ob sie sich die Haare schneiden lassen sollte, damit sie weniger wog! Bei den Weltmeisterschaften fühlte sie sich schwach und zittrig und brachte keine guten Leistungen.

Im nächsten Winter stieg ihr Gewicht auf 69 kg, Ostern hatte sie immer noch 67 kg. Sie verpaßte sich eine 1200-Kalorien-Diät (5040 kJ) und ernährte sich vorwiegend von Cola Light, um den Magen ohne Kalorien zu füllen. Ihr Gewicht sank auf 63 kg und blieb dort hängen. Da griff JB zur Rhabarber-Diät (dem Lebensmittel mit dem niedrigsten Kaloriengehalt) und einer gesteigerten Dosis Abführpillen.

In diesem Stadium bat JB eine Sporternährungsberaterin um Hilfe, die sie sofort auf eine Diät mit 1500 kcal/ 6300 kJ und einem hohen Kohlenhydratanteil setzte. JB veränderte ihre Eßgewohnheiten, um nach dem Training optimal »aufzutanken«. Bis zu den Weltmeisterschaften schaffte es JB auf 59 kg, ohne Abführmittel oder Schwitzen, und holte mit ihrer Mannschaft die Silbermedaille.

Anhang

Tagespläne und Rezepte für Snacks

ANITA BEAN

Tagespläne

Die folgenden, sorgfältig ausgearbeiteten Speisepläne sind als Beispiele gedacht, wie Sie sich ausgewogen ernähren und Ihre Kalorienzufuhr an unterschiedliche Bedarfssituationen anpassen können.

Plan 1: etwa 2000 kcal/8400 kJ

Frühstück	50 g Vollkorn-Frühstücksflocken 150 ml Mager- oder fettarme Milch 1 Banane
Snack	1 Apfel 1 fettarmer Joghurt
Mittagessen	225 g Ofenkartoffel 1 TL (5 ml) fettarmer Aufstrich 100 g Thunfisch mit 1 EL (15 ml) Magerquark *oder* 100 g körniger Frischkäse 100 g Magerquark 1 Orange
Snack	1 Rosinenbrötchen mit fettarmem Aufstrich
Abendessen	200 g Hähnchenkeule, gegrillt und ohne Haut *oder* weiße Bohnen in Tomatensauce Tomatensalat mit Kräutern Grüner Salat mit 1 EL (15 ml) Dressing aus Olivenöl und Essig 75 g Reis (ungekocht) 175 g Obstsalat
Nährwert	Energiegehalt: 1950 kcal/8190 kJ Kohlenhydrate: 318 g (62% des Energiegehalts) Fett: 38 g (18% des Energiegehalts) Protein: 103 g (20% des Energiegehalts)

Plan 2: etwa 2500 kcal/10500 kJ

Frühstück	75 g Vollkorn-Frühstücksflocken 150 ml Mager- oder fettarme Milch 1 Glas (150 ml) Fruchtsaft 1 Scheibe Toast mit fettarmem Aufstrich und Honig oder Konfitüre
Snack	1 kleine Pita oder Brötchen, gefüllt mit 50 g körnigem Frischkäse 100 g Trauben/Pflaumen/Aprikosen
Mittagessen	Großes Stück Vollkorn-Baguette mit fettarmem Aufstrich Eiersalatfüllung (1 Ei, Salat) *oder* 75 g Hähnchenfleisch und Salat 1 fettarmer Joghurt 1 Banane
Snack	1 Rosinenbrötchen mit Konfitüre oder Fruchtaufstrich
Abendessen	100 g Nudeln (ungekocht) 100 g Tomatensauce, mit 75 g magerem Schinken/Hackfleisch/gekochten Linsen 225 g Gemüse oder Salat 225 g Milchreis 100 g Obst (z.B. Aprikosen, Ananas)
Snack	3 Vollkorn-Cracker 25 g Hartkäse
Nährwert	Energiegehalt: 2540 kcal/10670 kJ Kohlenhydrate: 433 g (64% des Energiegehalts) Fett: 56 g (20% des Energiegehalts) Protein: 103 g (16% des Energiegehalts)

Plan 3: etwa 3000 kcal/12600 kJ

Frühstück	75 g Vollkorn-Frühstücksflocken 300 ml Mager- oder fettarme Milch 1 Glas (150 ml) Fruchtsaft 2 Scheiben Toast mit fettarmem Aufstrich und Honig oder Konfitüre
Snack	2 Scheiben Vollkornbrot mit 50 g Thunfisch *oder* körnigem Frischkäse 2 Äpfel (oder anderes Obst)
Mittagessen	225 g Ofenkartoffel mit fettarmem Aufstrich 175 g weiße Bohnen in Tomatensauce 1 fettarmer Joghurt 1 Orange (oder anderes Obst)
Snack	1 Brötchen mit fettarmem Aufstrich
Abendessen	75 g Nudeln (ungekocht) 1 EL Olivenöl 175 g weißer Fisch *oder* gekochte Linsen/Bohnen 225 g Gemüse oder Salat etwa 4 gehäufte EL Obstauflauf mit Streuseln Vanillesauce aus 150 ml fettarmer Milch
Snack	1 Scheibe Toast mit fettarmem Aufstrich 1 Banane
Nährwert	Energiegehalt: 3080 kcal/12940 kJ Kohlenhydrate: 530 g (64% des Energiegehalts) Fett: 63 g (18% des Energiegehalts) Protein: 135 g (18% des Energiegehalts)

Snacks zum Reinbeißen

Hier einige Rezepte für kohlenhydratreiche, fettarme Snacks, die leicht nachzubacken sind – ideal für aktive Frauen, weil sie sich in größeren Mengen zum Einfrieren herstellen lassen oder sich mehrere Tage halten.

Nährwert pro Stück:
Energiegehalt: 170 kcal/710 kJ
Kohlenhydrate: 30 g (67% des Energiegehalts)
Fett: 5 g (26% des Energiegehalts)
Protein: 3 g (7% des Energiegehalts)
Ballaststoffe: 1 g

Schnelle Apfel-Preiselbeer-Muffins

12 Stück

265 g Mehl (Weißmehl oder Vollkornmehl)
1/2 Päckchen Backpulver
75 g brauner Zucker
1 Ei
185 ml Magermilch
3 EL zerlassene Butter oder Margarine
80 g Preiselbeersauce
80 g Apfelmus

- Mehl, Backpulver und Zucker in einer großen Schüssel vermischen.
- Das Ei verquirlen und in die Mehlmischung rühren.
- Milch, zerlassene Butter, Preiselbeeren und Apfelmus zufügen; gut durchmischen.
- Den Teig in 12 leicht eingefettete Muffin-Förmchen verteilen.
- Bei 180° C in 20–25 Minuten goldbraun backen.

Käse-Scones

10 Stück

375 g Mehl (Weißmehl oder Vollkornmehl)
3 TL Backpulver
50 g fettarmer Hartkäse, gerieben
4 EL Schnittlauchröllchen (oder fein gehackte Frühlingszwiebeln)
schwarzer Pfeffer
45 g fettarmer Joghurt
185 ml Magermilch
Senf mit Senfkörnern

- Mehl in einer Schüssel mit Backpulver, Käse, Schnittlauch und viel frisch gemahlenem schwarzen Pfeffer vermischen.
- Joghurt, Milch und Senf (nach Belieben) unterrühren, so daß ein Teig entsteht.
- Den Teig auf einem eingemehlten Brett durchkneten und zu einer etwa 3 cm dicken Platte drücken.
- 5 cm große Kreise ausstechen und auf ein gefettetes Blech setzen. Oben mit etwas Milch bepinseln.
- Bei 180° C in 12–15 Minuten goldbraun backen.

Nährwert pro Stück:
Energiegehalt: 150 kcal/630 kJ
Kohlenhydrate: 29 g (75% des
Energiegehalts)
Fett: 2 g (9% des Energiegehalts)
Protein: 6 g (16% des Energie-
gehalts)
Ballaststoffe: 1 g

Nährwert pro Scheibe:
Energiegehalt: 345 kcal/1030 kJ
Ballaststoffe: 44 g (67% des
Energiegehalts)
Fett: 7 g (27% des Energiegehalts)
Protein: 3 g (6% des Energie-
gehalts)
Ballaststoffe: 1 g

Bananenkuchen

16 Scheiben

200 g brauner Zucker
2 Eier
5 EL Sonnenblumenöl
1–2 TL Vanille-Essenz
1 TL Salz
200 g Rosinen
3 große, reife Bananen, zerdrückt
375 g Mehl (Weißmehl oder
Vollkornmehl)
3 TL Backpulver

♦ Zucker, Eier, Öl, Vanille-Essenz und
  Salz verrühren.
♦ Rosinen und Bananen unterrühren.
♦ Das Mehl mit dem Backpulver ver-
  mischen und unterheben.
♦ Den Teig in eine gut gefettete
  Kastenform füllen und bei
  180° C 40–45 Minuten backen,
  bis der Kuchen gar ist.
♦ In 16 Scheiben schneiden.

Tip: Ersetzen Sie zur Abwechslung die
Rosinen und Bananen durch je 200 g
♦ Pfirsiche oder Ananas aus der Dose
  (gut abgetropft) und geriebene
  Möhren
♦ Apfelmus und gehackte Datteln
♦ Preiselbeeren und gewürfelte
  Aprikosen
♦ Naturjoghurt oder Fruchtjoghurt
  und frische oder tiefgefrorene
  Himbeeren.

Früchtekuchen

12 Scheiben

150 g Zucker
50 g Butter
100 g getrocknete Aprikosen, klein
geschnitten
100 ml Orangensaft
2 Äpfel, gerieben
1 große, reife Banane, zerdrückt
1 Ei, verquirlt
375 g Mehl (Weißmehl oder
Vollkornmehl)
3 TL Backpulver

♦ Zucker, Butter, Aprikosen und Orangensaft in einen Topf geben.

- Unter Rühren erhitzen (aber nicht kochen), bis sich der Zucker aufgelöst hat.
- In eine große Schüssel gießen und die Äpfel, die Banane und das verquirlte Ei untermengen.
- Das Mehl mit dem Backpulver durchsieben und unter die Masse heben.
- Den Teig in eine gefettete Kastenform füllen und bei 180° C 40–45 Min. backen, bis der Kuchen gar ist.

Nährwert pro Scheibe:
Energiegehalt: 220 kcal/920 kJ
Kohlenhydrate: 44 g (75% des Energiegehalts)
Fett: 4 g (18% des Energiegehalts)
Protein: 4 g (7% des Energiegehalts)
Ballaststoffe: 2 g

Wichtige Adressen

Bitte fügen Sie Ihren schriftlichen Anfragen stets einen frankierten Rückumschlag bei.

Deutschland

Deutsche Gesellschaft für Ernährung
e.V. – DGE
Im Vogelsang 40
60488 Frankfurt/Main
Tel. 069–976 80 30

Gesellschaft für Gesundheitsberatung
e.V. – GGB
Taunusblick 1
56112 Lahnstein
Tel. 02621–917 00

Institut für Sporternährung e.V.
Karlstr. 5
61231 Bad Nauheim
Tel. 06032–712 00

Reformhaus Fach-Akademie
RFA
Gotische Str. 15
61440 Oberursel
Tel. 06172–300 90

Unabhängige Gesundheitsberatung
Deutschland e.V. – UGB
Keplerstr. 1
35390 Gießen
Tel. 0641–777 85

Adressen und Telefonnummern von bundesweiten Selbsthilfevereinigungen erhalten Sie bei

NAKOS
Nationale Kontakt- und Informationsstelle
zur Anregung und Unterstützung von
Selbsthilfegruppen
Albrecht-Achilles-Str. 65
10709 Berlin-Wimersdorf

oder bei
◆ Selbsthilfezentren
◆ Kontakt- und Informationsstellen für
   Selbsthilfegruppen
◆ Gesundheitsämtern
◆ Krankenkassen
◆ allgemeinen Sozialdiensten

Selbsthilfegruppen bei Eßstörungen

Aktionskreis Eß- und Magersucht
»Cinderella e.V.«
Westendstr. 35
80339 München
Tel. 089–502 12 12 oder 502 25 75

Dick & Dünn
Beratung bei Eß-Störungen e.V.
(Eßsucht, Bulimie, Magersucht)
Florastr. 33
13187 Berlin
Tel. 030–400 33 33

Frankfurter Zentrum für Eßstörungen e.V.
Hansaallee 18
60322 Frankfurt/Main
Tel. 069–55 01 76

Overeaters Anonymous/
Deutsche Intergruppe der
OA und O-Anon
Postfach 10 62 06
28062 Bremen

Therapiekliniken bei Eßstörungen

Fachklinik St. Vitus-Stift
(Fachklinik für suchtkranke Frauen)
Ahlhorner Str. 32
49429 Visbek
Tel. 04445–89 90

Hochgrat-Klinik Wolfsried
88167 Stiefenhofen
Tel. 08386–20 72

Klinik für psychosomatische Medizin
Sebastian-Kneipp-Allee 4
87730 Gronenbach
Tel. 08334–98 10

Klinik Roseneck
Am Roseneck 6
83209 Prien
Tel. 08051–60 10

Psychosomatische Fachklinik
Kurbrunnenstr. 12
67098 Bad Dürkheim
Tel. 06322–93 40

Psychosomatische Klinik
Kurpromenade
76332 Bad Herrenalb
Tel. 07083–50 90

Psychosomatische Klinik GmbH & Co.
Schützenstr. 16
86949 Windach/Krs. Landsberg a. Lech
Tel. 08193–720

Sanitas Fachklinik für
psychosomatische Medizin
Von-Müller-Str. 12
82467 Garmisch-Partenkirchen
Tel. 08821–73 10

Österreich

Österreichische Gesellschaft für
Ernährungsforschung
Postfach 74
1037 Wien
Tel. 01–718 61 46

Verein »Netzwerk Eßstörungen«
(Anorexie – Bulimie – Adipositas)
Fritz-Pregl-Str. 4
6020 Innsbruck
Tel. 0512–60 26

*Dort erhalten Sie Adressen und Telefon-
nummern von Selbsthilfegruppen und
Beratungsstellen in Ihrer Nähe.*

Schweiz

Schweizerische Vereinigung für Ernährung
Effingerstr. 2
3001 Bern
Tel. 031–381 85 81

*Dort erhalten Sie Adressen und Telefon-
nummern von Selbsthilfegruppen und
Beratungsstellen in Ihrer Nähe.*

Zu den Autoren

Anita Bean erhielt 1995 von der *Exercise Association* (Turnverband) eine Auszeichnung für besondere Leistungen. Die Ökotrophologin (Ernährungswissenschaftlerin) hat über zehn Jahre Erfahrung bei der Beratung von Sportlern, Teilnehmern an Fitneßprogrammen und Sportteams. Neben einem Handbuch der Sporternährung hat sie zahlreiche Artikel für Zeitungen, Zeitschriften und Bücher verfaßt und an mehreren Fernsehsendungen mitgewirkt. Daneben gibt sie in ganz Großbritannien Kurse und Seminare, ist diplomierte Fitneßtrainerin und gewann 1991 die britische Meisterschaft im Bodybuilding.

John Brewer ist Leiter des *Human Performance Centre* (Zentrum für menschliche Leistung) am *Lilleshall National Sports Centre*. Sein Spezialgebiet ist die Umsetzung der neuesten sportwissenschaftlichen Erkenntnisse in die Sportpraxis, vor allem für den Teamsport. Er hat mit den englischen Nationalmannschaften für Kricket und Fußball gearbeitet und eine Reihe wissenschaftlicher Studien veröffentlicht.

Jane Griffin studierte an der Universität London Ökotrophologie und Diätetik. Sie arbeitete einige Jahre in der Lebensmittel- und Pharmaindustrie, bis sie sich vor zwölf Jahren als Ernährungs- und Diätberaterin selbständig machte. Sie engagierte sich in den Medien (Frauenzeitschriften, Radio, Fernsehen) für gesunde Ernährung. In den letzten Jahren spezialisierte sie sich immer stärker auf Sporternährung. Sie schreibt für zahlreiche Sportmagazine, ist offizielle Ernährungsberaterin der *British Olympic Association* und hat 1992 die britische Olympia-Mannschaft zu den Olympischen Spielen in Barcelona begleitet.

Prof. N. C. Craig Sharp ist Professor für Sportwissenschaft an der Brunel-Universität, hat eine Nebenprofessur für Sportwissenschaft an der Universität von Limerick und leitete als Direktor den Physiologischen Beratungsdienst am *British Olympic Medical Centre.* Zu seinen Forschungsinteressen gehören die Physiologie von Spitzensportlern und die anatomischen/physiologischen Unterschiede zwischen männlichen und weiblichen Sportlern.

Dr. Eric J. Watts ist Facharzt für Hämatologie am Basildon Hospital in London; zu seinem Forschungsgebiet gehört die Auswirkung körperlichen Trainings auf das Blut. Er ist selbst ein begeisterter Läufer und unterrichtet im Bereich Sportmedizin bei verschiedenen Kursen und Konferenzen.

Peggy Wellington ist selbständige Ernährungsberaterin und arbeitet zur Zeit für den Amateur-Schwimmverband und die britischen Eisschnellauf- und Eiskunstlaufmannschaften; auch ist sie Mitglied der Ernährungsgruppe in der *British Olympic Association.* 1992 hat

sie britische Sportler bei den Olympischen Spielen in Barcelona betreut, 1993 bei den Weltmeisterschaften für Leichtathletik und 1994 bei den Commonwealth Games sowie bei zahlreichen anderen internationalen Wettkämpfen. Auch ist sie stellvertretende Geschäftsführerin eines Sporternährungsherstellers und hält landesweit Vorträge und Seminare. Die ehemalige Leichtathletin bereitet sich heute auf ihren ersten Marathonlauf vor.

Dr. Jane Wilson ist Dozentin für Rheumatologie an der Universität von Manchester. Von 1991 bis 1994 war sie Ärztin am *British Olympic Medical Centre,* gegenwärtig ist sie Teamärztin der olympischen Kanuslalom-Mannschaft. In den achtziger Jahren hat sie selbst für Großbritannien an Kanuslalom-Wettkämpfen teilgenommen; heute ist sie Mitglied des schottischen Teams.

Quellenverzeichnis und Literaturempfehlungen

Kapitel 1: Der Nährstoffbedarf sportlich aktiver Frauen

BEAN, A.: The Complete Guide to Sports Nutrition. A & C Black, 1933

BROUNS, F.: Die Ernährungsbedürfnisse von Sportlern. Springer Verlag, 1993

CLARK, N.: Fit for Sports. Der Energie-Ratgeber für sportlich Aktive. BLV Verlag München, 1993

Foods, Nutrition and Sports Performance. Journal of Sports Sciences, Band 9 (Sonderband), 1991

International Journal of Sports Nutrition, Human Kinetics Publishers

Kapitel 2: Ernährung in der Schwangerschaft

NATIONAL DAIRY COUNCIL: Maternal and Fetal Nutrition. Fact File No. 11, 1994

BRITISH NUTRITION FOUNDATION: Nutrition in Pregnancy (Empfehlungsbroschüre), 1994

DEUTSCHE GESELLSCHAFT FÜR ERNÄHRUNG: Empfehlungen für die Ernährung von Mutter und Kind. DGE, 1993. Diese Broschüre kann gegen die Voreinsen-dung von DM 3,50 in Briefmarken bestellt werden bei der DGE, Postfach 930201, 60457 Frankfurt/ Main, Tel. 069–976 80 30.

Kapitel 3: Eisenmangel und Sportanämie

MAGNUSSON, B.: Iron Metabolism and Sports Anaemia. *Acta Medica, Scandinavia,* 216, 149–55, 1984

NEWHOUSE, I. J./D. B. CLEMENT/J. E. TAUNTON: The Effects of Prelatent/Latent Iron Deficiency on Physical Work Capacity. *Medicine, Science, Sports and Exercise,* 21/3, 263–68, 6/1989

VELLAR, O. D.: Physical Performance and Haematological Parameters. *Acta Medica, Scandinavia,* 522 suppl. 1–40, 1971

WATTS, E. J.: Athletes' Anaemia. *British Journal of Sports Medicine,* 23/2, 1989

WEIGHT, L. M./P. JACOBS/T. D. NOAKES: Dietary Iron Deficiency and Sports Anaemia. *British Journal of Nutrition,* 68/1, 253–60, 7/1992

WILLIAMS, W. J.: Haematology. McGraw Hill, 1977 (2. Auflage)

Kapitel 5: Ernährung im Teamsport

BREWER, J.: Nutritional Aspects of Women's Soccer. *Journal of Sport Sciences*, Bd. 12, 1994 (Sommer-Sondernummer)

ECONOMOS, C./S. S. BORTH/M. E. NELSON: Nutritional Practices of Elite Athletes – Practical Recommendations. *Sports Medicine*, 16, 6, 1993

NUTTER, J.: Seasonal Changes in Female Athletes' Diets. *International Journal of Sports Nutrition*, 1, 395–407, 1991

Kapitel 6: Körperfettanteil und Gewichtskontrolle

Allied Dunbar National Fitness Survey *(ADNFS)*, hrsg. vom Sportrat und der Behörde für Gesundheitserziehung in Großbritannien, 1992

MCARDLE, W./F. KATCH/V. KATCH: Exercise Physiology, Energy, Nutrition and Human Performance. Lea and Febiger, 1991 (3. Auflage)

PASSMORE, R./J. DURNIN: Energy, Work and Leisure. Heinemann, 1967

ROYAL COLLEGE OF PHYSICIANS (Hrsg.): Obesity Report. *Journal of the Royal College of Physicians*, 17/50/65, 1983

SHARP, N. C. C.: Fully Fit Through Walking. Patrick Stephens, 1988

STUNKARD, A. J.: Obesity: Risk Factors, Consequences and Control. *Medical Journal of Australia*, 148, 521–528, 1988

TUXWORTH, W.: What Should Public Health Policy Be Towards »Overweight«? *British Nutrition Foundation, Nutrition Bulletin*, 19, 24–26, 1994

WAALER, H.: Weight and Mortality; the Norwegian Experience. *Acta Medica, Scandinavia*, 215, Ergänzungsbeilage 679, 1–56, 1984

Kapitel 8: Körperbild und Eßstörungen

BEALS, K. A./M. M. MANORE: The Prevalence and Consequences of Subclinical Eating Disorders in Female Athletes. *International Journal of Sports Nutrition*, 4, 175–195, 1994

DAVIES, C.: Body Image, Dieting Behaviours and Personality Factors: A Study of High Performance Female Athletes. *International Journal of Sports Psychology*, 23, 179–192, 1993

DOLAN, B./I. GITZINGER: Why Women? Gender Issues and Eating Disorders. Athlone Press, 1994

PETRIE, T. A.: Disordered Eating in Female Collegiate Gymnasts: Prevalence and Personality/Attitudinal Correlates. *Journal of Sport and Exercise Psychology*, 15, 424–436, 1993

PETRIE, T. A./S. STOEVER: The Incidence of Bulimia Nervosa and Pathogenic

Weight Control Behaviours in Female Collegiate Gymnasts. *res Quarterly Exercise Sport,* 64 (2), 238–241, 1993

SANDERS, T./P. BAZALGETTE: You Don't Have to Diet! Bantam Press, 1994

SAUL, H.: Dying Swans? *New Scientist,* 1994 (Januarheft)

SUNDGOT-BERGON, J.: Eating Disorders in Female Athletes. *Sports Medicine,* 17 (3), 176–188, 1994

THOMPSON, R. A/R. TATTNER SHERMAN: Helping Athletes with Eating Disorders. Human Kinetics Publishers, 1993

WEST, R: Eating Disorders: Anorexia Nervosa and Bulimia Nervosa. Office of Health Economics, 1994

Kapitel 9: Praktische Tips zur Wettkampfvorbereitung

BROUNS, F.: Die Ernährungsbedürfnisse von Sportlern. Springer Verlag, 1993

COSTILL, D. L./M. HARGREAVES: Carbohydrate Nutrition and Fatigue. *Sports Medicine,* 13, 86–92, 1992

FALLOWFIELD, J./C. WILLIAMS: Carbohydrate Intake and Recovery from Prolonged Exercise. *International Journal of Sports Nutrition,* 3, 150–164, 1993

Food Nutrition and Sports Performance – Proceedings of an International Scientific Consensus. *Journal of Sports Sciences,* 9, 1991 (Sondernummer Sommer)

Foods, Nutrition and Soccer Performance – Proceedings of an International Scientific Consensus. *Journal of Sports Sciences,* 12, 1994 (Sondernummer Sommer)

NEUFER, P. D. et al.: Improvements in Exercise Performance: Effects of Carbohydrate Feedings and Diet. *Journal of Applied Physiology,* 63, 983–8, 1987

SEIFERT, J. G. et al.: Glycaemic and Insulinemic Response to Preexercise Carbohydrate Feedings. *International Journal of Sport Nutrition,* 4, 1, 1994 (Märzausgabe)

VENTURA, J. L. et al.: Effect of Prior Ingestion of Glucose or Fructose on the Performance of Exercise of Intermediate Duration. *European Journal of Applied Physiology,* 68, 345–9, 1994

WAGENMAKERS, A. J. M. et. al.: Oxidation Rates of Orally Ingested Carbohydrates During Prolonged Exercise. *Journal of Applied Physiology,* 75 (6), 2774–80, 1994 (Dezemberausgabe)

Danksagungen

Herzlicher Dank geht an Sarah Smith, die bei der Abfassung des Kapitels 5: »Ernährung im Teamsport« geholfen hat.

Ebenso sei Bill Tuxworth, dem Leiter der Feldstudie über die Fitneß der Nation (ADNFS) gedankt für seine großzügige Hilfe bei der Abfassung des Kapitels 6: »Körperfettanteil und Gewichtskontrolle«, überhaupt für den beflügelnden wissenschaftlichen Austausch in den letzten 25 Jahren.

Sowie John Durnin dafür, daß er mit seinen anregenden Arbeiten und Diskussionen, die sogar noch früher begonnen haben, das Interesse auf die Erforschung der Körperzusammensetzung gelenkt hat.

Register

Mehr Sport-Erlebnis

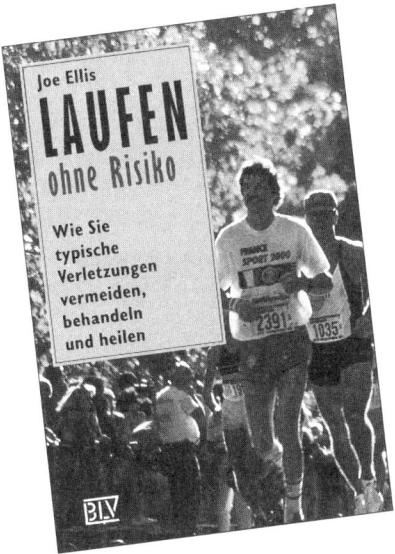

Urs Gerig
Richtig Walking
Wirkung des schnellen Gehens, Ausrüstung,
Walking-Technik, Training, Anwendung,
Einsatzmöglichkeiten, Heilung durch Be-
wegung, gesundheitsorientierter Lebensstil,
Aufbau eines Walking-Treffs.

Helmut Reichardt
Schongymnastik
Das Übungsprogramm für Beweglichkeit,
Leistungsfähigkeit und Wohlbefinden
Übungsvorschläge und Trainingsprogramme
für eine sinnvolle Gymastik, die Gelenke,
Bänder und Muskeln schont; Linderung von
Alltagsbeschwerden, Vorbeugung einseitiger
Belastungen im Leistungssport.

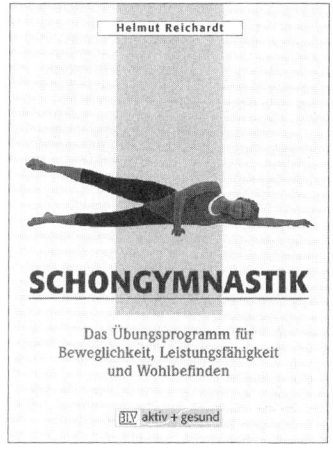

Joe Ellis
Laufen ohne Risiko
Wie Sie typische Verletzungen vermeiden,
behandeln und heilen
Gesund ans Ziel – mit dem leicht verständ-
lichen, medizinischen Ratgeber speziell für
Läufer: Beschwerden erkennen und verstehen, Laufverletzungen vermeiden und
behandeln.

Franz Wöllzenmüller
Richtig Jogging
Entspannung und Freude durch den belieb-
ten Ausdauersport: Ausrüstung, Lauftech-
nik, Trainingsformen für Anfänger und Fort-
geschrittene, Verletzungen, Rennen laufen.

Helmut Reichardt
**Schongymnastik
bei Rückenbeschwerden**
Das Übungsprogramm zur Selbsthilfe
Gegen Bewegungsmangel-Erkrankungen
und muskuläre Ungleichgewichte: thera-
peutisch erprobte, leicht nachzuvollziehen-
de Dehn- und Kräftigungsübungen für alle
Altersgruppen.

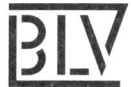

Topfit mit System

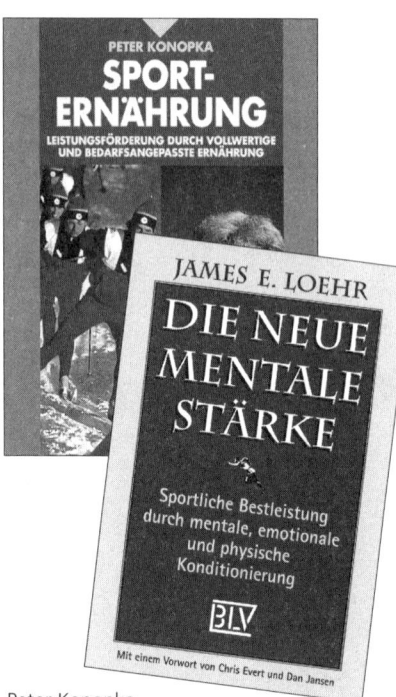

Nancy Clark
Fit for Sports
Der Energie-Ratgeber für sportlich Aktive
Aktiver leben und im Sport erfolgreich sein
durch richtige Ernährung: Programme für
die Trainingsphasen und zur Gewichts-
kontrolle, 103 Rezepte für Gesundheit und
Fitneß.

Martin Engelhardt/Georg Neumann
Sportmedizin
Grundlagen für alle Sportarten
Für Sportmediziner, Trainer und alle interes-
sierten Sportler: Reaktion und Anpassung
des Organismus auf sportliche Belastungen;
Prävention und Sporttherapie bei Erkran-
kungen.

Hans-Dieter Hermann/Hans Eberspächer
**Psychologisches Aufbautraining
nach Sportverletzungen**
Umfassendes Wissen über psychische Probleme, Therapie in der Verletzungszeit und
für den optimalen Wiedereinstieg ins Wett-
kampfgeschehen, praktische Vorschläge für
den Umgang mit verletzten Sportlern.

Peter Konopka
Sporternährung
Leistungsförderung durch vollwertige und
bedarfsangepaßte Ernährung
Die wissenschaftlichen Grundlagen und
die große Bedeutung der Ernährung für
Leistung und Gesundheit – anhand von
zahlreichen Beispielen leicht verständlich
dargestellt.

James E. Loehr
Die neue mentale Stärke
Sportliche Bestleistung durch mentale,
emotionale und physische Konditionierung
Neue Trainingsprogramme des weltbekann-
ten Sportpsychologen, die innere Stärke,
Durchhaltevermögen und Siegeswillen
positiv beeinflussen.

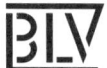